U0207391

护理礼仪与人际沟通

张庆云　谭芳　范焕玲

主编

汕头大学出版社

图书在版编目（CIP）数据

护理礼仪与人际沟通 / 张庆云，谭芳，范焕玲主编
. -- 汕头：汕头大学出版社，2022.9
ISBN 978-7-5658-4824-7

Ⅰ．①护… Ⅱ．①张… ②谭… ③范… Ⅲ．①护理－
礼仪②护理学－人际关系学 Ⅳ．①R47

中国版本图书馆CIP数据核字(2022)第185536号

护理礼仪与人际沟通
HULI LIYI YU RENJI GOUTONG

主　　编：张庆云　谭　芳　范焕玲
责任编辑：胡开祥
责任技编：黄东生
封面设计：悟阅文化
出版发行：汕头大学出版社
　　　　　广东省汕头市大学路 243 号汕头大学校园内　邮政编码：515063
发行电话：0754-82904613
印　　刷：廊坊市海涛印刷有限公司
开　　本：880mm×1230mm　1/32
印　　张：4
字　　数：108 千字
版　　次：2022 年 9 月第 1 版
印　　次：2023 年 2 月第 1 次印刷
定　　价：88.00 元
ISBN 978-7-5658-4824-7

前　言

　　战"疫"多奉献，护理当如歌。面对 21 世纪，对护理工作内涵的要求越来越深刻和广泛。随着医学模式的转变，医学已从单纯的生物医学领域向心理领域、社会领域拓展，护士的言谈举止、人文素养和交际沟通能力，都可能对服务对象的身心健康产生直接或间接的影响，从而影响护理的效果。因此，护士学习职业礼仪，掌握人际沟通的技巧，提高职业服务质量，从而实现以人的健康为中心的整体护理，是现代医学模式转变的需要。

　　护理，是崇高而神圣的职业；礼仪，是文明与进步的标尺；人际沟通，是交际与往来的桥梁。现代医学正在极大地造福于人类，给人类带来了健康的福音，提升了人们的生命质量，这是世人所共睹的，这种进步无论怎样评价也不为过。但近几年，人们常常感叹医院高科技设备越来越多，而护患之间情感的交流却越来越少，感情也日渐疏远。在护理过程中怎样与患者进行心灵的沟通？怎样让我们的整个护理过程有温度？怎样保持白衣天使的纯真本色？是每位护士必须深思的课题。因此，医护人员学习职业礼仪，掌握人际沟通的技巧，提高服务质量，从而实现以患者

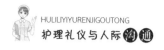

为中心的整体服务，是现代医学模式转变的需要。

修订后的教材特色更加鲜明，更加体现护理与人文结合的内容特色，教材与学材坚固的体例，体现教师与学生各为主体作用的特色。独立与合用均可的结构特色、严谨、形象、生动而可操作性强的特点。本书不但可以作为本、专科护理教育使用的教材和参考书，也可供各级各类护士自学、规范化培训或继续教育之用。

由于编者水平有限、书中疏漏之处难免存在，敬请广大读者批评指正。

编　者

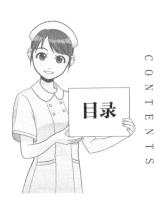

目录

CONTENTS

第一章 绪论 ……………………………………… 1

第一节 护理礼仪 ………………………………… 1

第二节 护理工作中的人际沟通 ………………… 4

第二章 一般交际礼仪 …………………………… 8

第一节 见面礼仪 ………………………………… 9

第二节 电话礼仪 ………………………………… 17

第三节 面试礼仪 ………………………………… 19

第三章 护理工作礼仪 …………………………… 26

第一节 门诊护士工作礼仪 ……………………… 27

第二节 急诊护士工作礼仪 ……………………… 28

第三节 病房护士工作礼仪 ……………………… 32

第四节 手术室护士工作礼仪 …………………… 38

第五节 护理操作礼仪 …………………………… 44

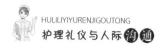
第四章　护理工作中的语言沟通 ·············· 58

　第一节　护理语言沟通的类型和方式 ·········· 59

　第二节　护士应具备的语言修养和沟通技巧 ········ 63

　第三节　语言沟通的过程和要求 ············ 79

　第四节　护理专业性交谈能力的训练 ·········· 91

第五章　护理工作中的治疗性沟通 ·············· 93

　第一节　治疗性沟通概述 ··············· 94

　第二节　治疗性沟通的基本过程 ············ 98

　第三节　治疗性沟通的技巧 ·············· 101

　第四节　特殊患者的治疗性沟通 ············ 103

参考文献 ·························· 116

第一章 绪论

案例分析：

1962 年，周恩来总理到机场为西哈努克亲王和夫人送行。亲王的飞机刚起飞，我国参加欢送的人群便自行散开准备返回，而周恩来这时却依然笔直地站在原地未动，并要工作人员立即把那些等车的同志请回来。周总理批评道："你们怎么搞的，没有一点礼貌！各国外交使节还在那里，飞机还没有飞远，客人还没有走，你们倒先走了。"当天下午，周总理就把外交部礼宾司和国务院机关事务管理局的负责同志找去，要他们立即在《礼宾工作条例》上加上一条，即今后到机场为贵宾送行，须等到飞机起飞，绕场一周，双翼摆动三次表示谢意后，送行者方可离开。

分析： 礼仪的重要性。

第一节 护理礼仪

一、护理礼仪的概念及特征

（一）护理礼仪的概念

护理礼仪是一门研究护理工作中交往艺术的学问，是护理行

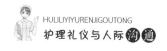
业的行为规范，指导并协调护理行为过程。作为一种专业文化模式，它除了具有一般礼仪的基本特征外，还具有护理专业的文化特性。在适用对象、适用范围上具有显著的专业特征。

（二）护理礼仪的特征

1. 规范性

护理礼仪是护士必须遵守的行为规范，是在相关法律、规章制度的基础上，对护士的待人接物、行为举止等方面的规范或标准。

2. 综合性

护理礼仪作为一种职业文化，是护理服务工作中科学性与艺术性的统一，是护士素质、修养、行为、气质的综合反映，在护理活动中能体现出护士的人文精神、科学态度和文化内涵。

3. 强制性

护理礼仪中的各项内容是以法律、规章制度等为基础制定的，对护士具有一定的约束力和强制性。

4. 适应性

护理礼仪的适应性是指护士对不同的服务对象或不同文化的礼仪具有适应的能力。护士要尊重患者的信仰、文化、习俗，并在接触、交流中不断调整适应。

5. 可行性

护理礼仪要运用于护理实践中，应注重有效性和可行性，要得到护理对象的认同和接受。

二、护理礼仪在护理工作中的重要性及培养

（一）护理礼仪在护理工作中的重要性

1. 有利于提高护士整体素质，满足患者需要

护士端庄的仪表、文明的举止、和蔼可亲的态度、准确的技

术操作等良好的礼仪可达到除医疗外最大限度满足患者心理需求的效果。

2. 有利于强化护理行为效果，提高护理质量

护理礼仪能使护士在护理实践中充满自信心、责任心，能够用"慎独"精神来约束自己，杜绝或减少差错事故的发生，提高护理工作质量，避免医疗纠纷。

3. 有利于维护医院形象，增强竞争力

非技术服务作为医疗服务价值的内在因素，成为影响医院在社会公众中整体形象的关键要素。礼仪是宣传、塑造护士形象的主要手段，良好的护士群体形象直接显示医院的服务水平，可为医院的整体形象加分，增强医院的竞争力。

（二）护理礼仪的培养

1. 提高对礼仪的认识，加强自身修养

注意自己的言行举止，养成良好习惯，讲究文明礼貌。在日常生活中注重礼貌用语，在工作中要仪表端庄、态度和蔼、语言亲切，要关心体贴他人，尊重理解他人，形成良好习惯和心理定式。

2. 理论联系实际，加强审美修养

运用美学理论于护理实践中，提高审美能力和审美自觉性；提高审美素质及对美的鉴赏能力、创造能力，提高审美塑造的自觉性；培养高尚的品德，知书达理，使自己成为美的典范。

3. 遵守职业规范，加强职业道德修养

护士要遵守职业规范，加强自己的道德修养，树立正确的世界观、人生观和价值观，努力培养爱心、耐心、细心和责任心。

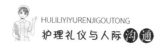
第二节 护理工作中的人际沟通

在护理工作中，护士需要与服务对象及其他有关人员进行有效沟通，以建立各种工作关系。因此，沟通是护理实践中的重要内容，也是发展良好护患关系的关键环节。

一、人际沟通在护理工作中的作用

（一）有效收集患者资料，提供健康教育

与患者之间的沟通交流，可帮助护士全面了解患者的情况，收集患者的详细资料，为患者的护理提供充分的依据，促进患者的康复。反过来，护士还可以通过沟通，向患者提供相关的健康知识及相关信息，帮助患者预防并发症，并努力提高患者的自我护理能力。

（二）促进思想交流与情感分享，维持心理平衡

通过沟通，护患之间还可以增进彼此间的情感交流，增强亲密感；通过沟通向护士倾诉，以保持心理平衡，促进身心健康。

（三）减少护患冲突和纠纷的发生

在临床护理工作中，许多纠纷的发生均与护患沟通障碍有着直接或间接的关系。护士与患者之间应相互信任，相互了解与交流信息。这种交流不同于一般社交场合的交流，是以患者为中心，属于情感关怀、康复治疗以及提高生活质量上的交流。交流的目的在于帮助患者提高对自身疾病的了解、认识，帮助医疗及护理工作的顺利进行。交流时护士要面带微笑，语言亲切，用词准确，切实为患者着想，使患者对医院、医生、护士有信任感，从而在预防护理纠纷的发生中起到积极作用。

（四）协调医疗群体内行动，促进效率的提高与组织目标的实现

护士在工作中要处理好与各方面人员的关系，除了护患关系外，还包括医护、护护及护士与医院内其他工作人员的关系。只有一个团结友爱的医护集体才能更好地发挥医院的功能及增强护理队伍的凝聚力，才能有效提高医疗、护理质量，才能使患者满意。

二、护士人际沟通能力的培养

（一）培养高尚的职业道德

护士的职业道德是护士进行人际交往的行为准则，是社会道德在护士职业中的具体表现，它与护士的职业劳动紧密结合。

1. 关心患者，热情负责

对患者关心体贴，热情负责，体现人道主义原则，体现护士全心全意为人民服务的精神。

2. 尊重人格，平等待人

护士在为患者服务时，必须尊重患者的人格。不论患者的职务高低、年龄大小、病情轻重、容貌美丑、关系亲疏或经济贫富等，都应一视同仁、平等待人。

3. 诚实谦让，文明礼貌

护士对沟通对象应始终做到诚实谦让、礼貌热情、举止端庄、言语文明；对他人的批评能虚心接受；不嫉贤妒能，善于与同事合作。

4. 信守承诺，保守秘密

患者在求医过程中常常会向医护人员和盘托出自己的心愿和要求，并期望从医护人员那里得到理解和帮助。因此，医护人员必须信守自己对患者的承诺，以此取得患者的信赖，建立良好的

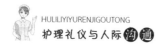

护患关系。

（二）养成良好的个人品质

良好的个人品质对人际交往具有巨大的帮助，护士的个人品质是影响护患关系的重要因素。

1. 责任心

责任心是指对工作的态度，是获得患者信任的最基本条件。护理工作是与患者生命息息相关的工作，必须具有高度的责任心，否则，无论操作技术多么熟练，说话态度多么热情，都不可能赢得患者的信任。

2. 真诚

真诚是指一个人内在与外在保持自我和谐的一致性。对于护士来说，真诚是最重要的个性品质，能赢得患者的信任和理解，是建立良好护患关系的基础。

3. 尊重

尊重能让处于疾病状态下的患者保持心理平衡和尊严，不因疾病受歧视。尊重患者绝非小事，它是关系到护士能否得到患者的理解、信赖和尊重的关键。

（三）具备广博的知识

1. 基础文化知识

掌握相应的基础文化知识，是深入学习医学、护理学理论的必备条件。

2. 人文社科知识

学习心理学、医学伦理学、美学、哲学及法学等人文社科知识，有助于培养护士的观察力、欣赏力及分析解决问题的能力。

3. 专业知识

生理学、解剖学、生物化学等医学基础知识，基础护理学、内科学、外科学、妇产科学、儿科护理等专业理论知识，它们是护理专业工作的理论基础。切实理解并掌握这些专业知识是护士运用医学知识解决临床护理问题的根本所在。

（四）掌握娴熟的沟通技巧

作为一名合格的护士，应遵循沟通原则，掌握护理工作中的常用沟通技巧，注重给患者留下良好的第一印象；应善于倾听，善于应用语言的科学性和艺术性，善于应用非语言行为等。

（五）加强实践锻炼

实践出真知。护士应在日常生活中，把握一切机会，主动地与人沟通、交流，从而培养自己良好的人际沟通能力。

思考：

1.人际沟通在护理工作中的重要性。

2.如何理解护理礼仪的特征？

3.护士人际沟通能力的培养有哪些？

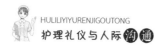

第二章　一般交际礼仪

案例分析：

一位新入院患者刚来到护士站与值班护士的对话。患者："护士我住院。"护士："什么病？"患者："低热待查。"护士（头也不抬，开始填写表格）："叫什么名字？年龄？职业？……""住4床吧，往前走就是。"患者自己去了病室，闷闷不乐地躺在床上。随后护士拿着病号服来到病房："4床把衣服换上，一会儿大夫来给你检查，等会吧。"

分析：

1. 指出该护士礼仪的欠缺之处。

2. 如果你是值班护士你会怎样做？

3. 假如你是患者，你对这名护士的第一印象如何？为什么？

交际礼仪是人们在社交场合中形成，并被大多数人认同的交往原则和规范。护理工作的对象是人，护士在工作中不可避免地要与各种各样的人交往。护士学习必要的交际礼仪知识，有助于自身的社会交往，也有助于在护理工作中建立良好的人际关系。

第一节　见面礼仪

见面是交往的开始，见面礼仪关系到给对方留下印象的好坏，对交往的成功起着决定性的作用。礼貌的称谓、得体的介绍、适时的迎送都能对以后的交往产生积极的影响。

一、称谓礼仪

称谓是人们在日常交往应酬中彼此之间的称呼语。它是沟通人际关系的第一座桥梁，也是交往成功的一个重要因素。在人际交往中选择正确、适当的称谓，可以反映出自身的修养和尊敬对方的程度，甚至还体现着双方关系发展所达到的程度和社会风尚。

（一）称谓的原则

在日常的交往中，每个人对别人怎样称呼自己都非常敏感，一种礼貌、自然、友好的称谓，能很快建立、保持、改善人际关系。交际双方产生心理相容，交际就会变得通畅顺利。

1. 礼貌原则

这是人际交往的基本原则之一。每个人都希望被他人尊重，合乎礼仪的称谓，正是表达对他人尊重和表现自己礼貌修养的一种方式。交际时，称呼对方要用尊称，如"您""请"等。

2. 崇尚原则

中国人自古就有从大、从老、从高的心态。对同龄人来说，可称呼对方为哥、姐；对相当于父辈的人，可称"伯伯、叔叔"；对副职管理者，可以免称"副"字。但随着西方文化的介入，中国传统的从大、从老的习惯也在发生着潜移默化的改变，如人们对自己的年龄已不再认为越"老"越值得骄傲了。

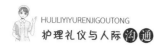
3. 适度原则

根据交际对象、场合、双方关系等选择适当的称谓，也是称谓礼仪的一个重要原则。如对行业工人称师傅是恰当的，但对医师、教师、军人、商人、干部称师傅就不合适了，而应分别以职业或职衔等给予恰当的称呼。在人多的场合，还要注意亲疏远近和主次关系，一般先长后幼、先高后低、先女后男、先亲后疏。

4. 风俗原则

根据交往对象应根据风俗习惯、地区、国别等差异选择恰当的称谓。在我国，不论对何种职业、年龄、地位的人都可称作"同志"。

（二）称谓的方式

称谓在不同的国家，甚至同一国家不同民族、不同区域也存在区别；只有了解国界、民族和区域的界限，根据交往对象选择适合的称谓。

1. 国际通用的称谓

（1）通称：国际上不论长幼，通常称成年男子为先生，对已婚女子称夫人、太太或女士，对未婚女子称小姐，对不了解婚姻状况的女子也可泛称小姐或女士。在西方，女士们普遍喜欢用比自己实际年龄小的称谓。

（2）职衔称：①对官方人士，一般称阁下；②对有明确职衔者，可单独称其职务、职称或学位；②对军界人士，一般称其军（警）衔或军（警）衔加先生；④对神职人员，可称呼其神职，或姓名加神职，如×××牧师。

（3）习惯称：对来自君主国家的贵宾，则按其国内的习惯称呼，如×××国王（王后）、亲王殿下，对有爵位称号的，或称其爵位。

2. 国内常用的称谓

（1）通称：过去我国在彼此称谓中不分交往人的年龄、性别、职业、职务等，一概通称"同志"；改革开放后渐渐少用，而代之以"先生""小姐""女士"等国际通用的称谓。另外，在校学生、现役官兵则互称为同学、战友等。

（2）敬称：交往中为体现对他人的尊重和自己的修养，在称呼对方时，常用您、尊、贵、令、兄等词，以表明说话人的谦恭和客气。如贵院、令尊（对方父亲）等。

（3）谦称：在敬称对方的同时，中国人讲究谦虚地称谓自己和家人。如称己方为"愚方"；称自己的住处为"寒舍"；称自己的长辈、年长的家人，常冠以"家"字，如称父亲为家父；称比自己辈分低的、年龄小的家人，则冠以"舍""小"字，如舍弟、舍侄、小女等。

（4）职业称：在与一些职业特征比较明显的对象交往时，为了表示对对方职业和劳动技能的尊重，通常称其姓氏后加职业。如"李医师""江老师"等。

（5）职衔称：对国家干部或有明确职衔的人士，通常都用职衔称。如"于处长""赵经理"等。

（6）姓氏称：这是我国在称谓方面与国际惯用称谓的又一不同点。根据对方年龄、身份通称之，如"老张""周老""小李"等。

（7）亲属称：在与非亲属人士交往中，有时以对方亲属称谓称之，如"李奶奶""张哥"等，能给人以亲切、热情、敬重之感，尤其是在非正式场合的民间交往中，能使人感到亲切，使心与心的距离缩短。这种称谓还常常反映出人们之间的亲密程度。

护士在工作中，应参照上述国际、国内惯例，礼貌地称谓护

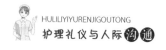

理对象。如尊称患者为"×××王子殿下""×××律师""张老""王先生""大妈""小朋友"等。

（三）称谓的避讳

在人际交往中，使用称谓时，一定要避免出现以下几种错误。

1. 使用错误的称谓

（1）误读。一般表现为念错被称呼者的姓氏，如"查"（zha）、"单"（shan）、"区"（ou）等常被误读为其他音。

（2）误会。主要指对称呼者的年纪、辈分、婚否以及与其他人的关系做出了错误的判断，如将未婚女子称为"夫人"等。

2. 使用失礼的称谓

有些称谓在特定的场合使用可能是亲切的、自然的，但在另一些场合则被认为是无礼的或令人不快的。例如，小名（又称乳名），在公共场所、正式场合称他人的小名，是对他人的不尊重；昵称，是一种亲热的称呼，只限于特定场合或特定时间，在正式场合不宜使用；绰号，是个人本名以外别人根据其某个特征另起的名字；蔑称，是蔑视交往对象的一种称谓，如"土包子""洋鬼子"等都是非常失礼的称谓，极易伤害交往对象，应绝对禁止使用。

在医院里，一些医护人员习惯以病床号称谓患者，如"5床，吃药了""26床，量体温"等。这种称谓会让患者觉得人格受到了轻视，甚至如同囚犯，这对患者来说，是不礼貌、不尊重的，也是我们在临床工作中需要忌讳的。

二、介绍礼仪

在社会活动中，经常要结识一些新的交往对象，这就离不开自我介绍、为他人介绍等。论哪种介绍，都必须遵守一定的礼仪规范。

（一）介绍的礼仪要求

1. 介绍的顺序

在介绍过程中，先提到某人的名字是对某人的尊重，即为尊者，而后一个人则是被介绍对象。介绍中要遵守"尊者优先"这一国际公认的规则。根据这一规则，介绍的顺序如下。

（1）女士优先。将男士介绍给女士，如"夏小姐，我来给你介绍一下，这位是唐先生"。但如果男士为尊者或长者时，则应将女士介绍给位尊的、年长的男士。

（2）长者优先。将年轻者介绍给年长者，在同性别的两人中，年轻者应该被介绍给年长者，如"王叔叔，这是我的同事刘玲"。

（3）位高者优先。将身份低者介绍给身份高者，如"宋局长，这位是我的同学李珊"。

2. 被介绍者的礼仪

被介绍者应对年长者、尊者可就座微笑或略欠身致意外，一般均应起立，微笑致意并伴有"认识你很高兴"之类的话语。在宴会桌、会议桌前也可不起立，被介绍者只需略欠身微笑、点头有所表示即可。

（二）介绍的方式

介绍的方式按场合的不同划分，有正式和非正式介绍；按介绍者的不同划分，有自我介绍和他人介绍；按被介绍者的地位、层次不同划分，有重点介绍和一般介绍。无论哪种介绍都应遵守礼仪规范。

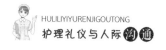

1. 自我介绍

就是在必要的社交场合，将自己介绍给其他人，以使对方认识自己。介绍的形式有如下几种。

（1）应酬式：适用于一般性的社交场合。往往只介绍姓名，如"您好！我叫范红"。

（2）工作式：主要用于工作中。介绍内容包括本人姓名、工作单位、担负的职务或从事的具体工作三项。这三项内容又称为工作式自我介绍"三要素"。如："你好，我叫肖宁，我是您的责任护士，您有什么需要可以随时叫我。"

（3）交流式：适用于需要进一步沟通时。介绍内容包括姓名、工作、籍贯、学历、兴趣、与交往对象的某些熟人关系等。如："您好，我叫王艳，现在××医院工作，我是××医科大学86届的毕业生，听说咱们是校友！"

（4）礼仪式：适用于一些正规而隆重的场合，如讲座、报告、演出、庆典仪式等。它是一种意在表示对交往对象敬意、友好的自我介绍。介绍的内容除了姓名、单位、职务外，还应增加一些适宜的谦语、敬语，以示自己礼敬交往对象。如："各位来宾，大家好！我是天山卫校的校长朱雅丽，我代表全校师生员工热烈欢迎大家光临我校建校50周年庆典活动，谢谢各位的支持。"

（5）问答式：适用于应试、应聘和公务交往场合。

2. 他人介绍

指经第三者为彼此不相识的双方引荐、介绍的一种方式。第三者介绍通常都是双向的，即将被介绍双方均作一番介绍。有时，也可进行单向的介绍，即只将被介绍人一方介绍给另一方。其前提是前者了解后者，而后者不了解前者。根据实际需要的不同，为他人做介绍时的内容、方式也会有所不同。通常有以下几种形式。

（1）标准式：适用于正式场合。内容以双方的姓名、单位、职务为主。如："我来给两位介绍一下，这位是××医院护理部王主任，这位是××卫校主管教学的冯校长。"

（2）简介式：适用于一般的社交场合。内容往往只有双方姓名一项，甚至只提到双方姓氏。如："我来介绍一下，这位是老刘，这位是小邓，你们认识一下吧。"

（3）强调式：适用于各种社交场合。其内容除被介绍者的姓名外，往往还会刻意强调一下其中某位被介绍者与介绍者之间的特殊关系，以便引起另一位被介绍者的重视。如："丁老师，这位是许情，是我的侄女，将在您的班上学习，请您对她严格要求，多多关照。"

（4）引见式：适用于普通的社交场合。做这种介绍时，介绍者只是将被介绍者引导到一起，而不需要表达任何具有实质性的内容。如："两位认识一下如何？大家其实都是同行，只不过以前不认识，现在请你们自报家门吧！"

（5）推荐式：适用于比较正规的场合，多是介绍者有备而来，有意要将甲举荐给乙，因此在内容方面，通常会对甲的优点加以重点介绍。如："石总经理，这位是钱先生，钱先生是一位管理方面的专业人士，对企业管理很有研究，在业内享有较高的声誉。石总，认识一下吧？"

3. 用名片介绍

现代的名片是一种经过设计，能表示自己身份、便于交往和执行任务的卡片，是当代社会人际交往中一种经济实用的介绍性媒介。

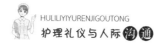
（1）递交名片的礼仪：递交名片时，应郑重其事，最好是起身站立，走上前去，用双手或右手持名片，将名片正面朝向对方，上身呈15°鞠躬状递给对方。双方交换名片时，正确的做法是，位卑者首先把名片递给位尊者，将名片递给对方时，口头上最好有所表示，可以说"请多多关照""以后保持联系"等。交换名片时注意不可用左手递交名片，不可将名片举很高于胸部，不可以用手指提夹着名片给人。

（2）接受名片的礼仪：当他人表示要递名片给自己或交换名片时，应立即停止手中所做的一切事情，起身站立，面带微笑，目视对方，双手或右手接过名片。同时，应口头道谢，或重复对方说过的谦辞、敬语，不可一言不发。接过名片后要从头至尾认真看一遍，若有疑问，则可当场向对方请教，此举意在表示重视对方。若接过他人名片后看也不看，或弃之桌上，或马上装进口袋，或拿在手里折叠，都是失礼的行为。若需当场将自己的名片递过去时，最好在收好对方的名片后再递，不要一来一往同时进行。

（3）索要名片的礼仪：需要向对方索取名片时，可采用下列方法，主动递上自己的名片，并说："我们可以交换一下名片吗？"或询问对方："以后怎样与您联系？"如果没有必要，最好不要强索他人名片。当他人索取你的名片，而你又不想给对方时，应以委婉的方式拒绝，可以说"对不起，我忘了带名片"，或者说"抱歉，我的名片用完了"，等等。

（三）介绍后的礼节

刚认识的双方要互致问候、寒暄、行礼（握手礼、鞠躬礼等）。介绍过后，如有名片则互相交换名片，如属应酬式的介绍则可不必。一般情况下，介绍别人认识后，介绍者不宜抽身便走，特别是男女间相识，应稍停片刻，以引导双方交谈，待他们能够交谈后，再托词离开。

第二节　电话礼仪

电话已成为现代人重要的、不可缺少的交际工具之一。在社会交往中，使用电话进行联络工作和沟通感情是很普遍的。虽然电话联系不是面对面的交往，但在电话中同样也能反映出通话人的礼仪修养。因此，在使用电话时务必要自觉地维护自己的"电话形象"。

一、拨打电话的礼仪

使用电话时，拨打者一方为发话人，通常居于主动、支配的地位。发话人在打电话时，要注意以下几个方面。

1. 时间选择适宜

通话时间的选择最好是双方预约的时间，或是对方方便的时间。除有要事必须立即通话外，不要在他人休息的时间打电话，如早7点之前、晚10点之后和用餐及午休时间。给海外人士打电话，要先了解一下时差，否则会打扰他人。打公务电话尽量要公事公办，不要在对方私人时间，尤其是节假日去打扰别人。若是有意识地避开对方通话高峰时间、业务繁忙时间、生理厌倦时间，打电话的效果会更好。

2. 通话长度适宜

一般情况下，每一次通话时间应有所控制，以短为佳，宁短勿长。尽量遵守"三分钟原则"，即打电话时，发话人应当自觉、有意识地将每次通话的长度限定在三分钟内。

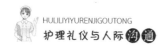
3. 通话内容简练

（1）简明扼要：通话前最好把受话人的姓名、电话号码、通话要点等，一一列清。发话人讲话必须务实，问候完毕，即应直言主题，不讲废话，更不要吞吞吐吐、含糊不清。

（2）适可而止：作为发话人，应自觉控制讲话长度。要讲的话说完后，应当机立断，终止通话。由发话人终止通话，是电话礼仪的惯例，也是发话人的一项义务。使用公用电话，身后有人排队时，一定要自觉主动地尽快终止通话。

4. 表现文明

（1）语言文明：在通话时，注意使用三句"电话基本文明用语"。①首先恭恭敬敬问候一句"您好！"然后再言其他；②问候对方后须自报家门，以便对方明确"来者何人"；③在准备终止通话时，应先说一声"再见"，使自己待人以礼的形象显得有始有终。

（2）态度文明：发话人除语言要规范外，在态度上也应该温文尔雅。通话时电话突然中断，依礼需由发话人立即再拨，并说明原因。若拨错了电话，应对接听者表示歉意，不要一言不发，挂断了事。

（3）举止文明：打电话时不要把话筒夹在脖子下，抱着电话机随意走动，或是嘴里吃着东西发出声音，或是趴着、仰着、高架双腿与人通话。在公共场所通话时，声音宁小勿大，以免影响他人。

二、接听电话的礼仪

在整个通话过程中，受话人虽然处于被动地位，但也必须遵守一定的礼仪规范。

（一）本人接电话时的礼仪

1. 接听及时

在电话礼仪中有一条"铃响不过三"的原则，即接听电话以铃响两次不超过三次拿起电话最为适宜。铃响过久才接的电话，必须在通话前向发话人表示歉意。

2. 应对谦和

拿起话筒后首先问好并自报家门。通话时要态度谦恭友好，通话终止时，向发话人道"再见"。当通话因故中断后，要等候对方再次拨入。

3. 主次分明

在不宜接听电话的时候有人来电话，应向对方说明原因，表示歉意，并另约时间，届时由自己主动打过去。通话时，若恰好另一个电话打了进来，切忌置之不理，可先向通话对象说明原因，然后立即去接另一个电话，分清两个电话的轻重缓急，再作妥善处理。

（二）代接电话的礼仪

代接电话的礼仪包括礼尚往来、尊重隐私、记录准确和传达及时。

第三节　面试礼仪

面试犹如一道厚实的门，门后就是我们的事业追求，我们只有巧妙地推开它，才能窥见后面深藏的风景。对此，了解和把握求职面试礼仪知识这块敲门砖，是我们能否成功进入这扇门的关键所在。

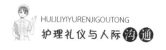
一、面试前的准备

（一）做好心理准备

面试前做好充分的心理准备，可缓解面试时的心理压力，有助于面试成功。

准备的内容包括：了解面试时间；充满自信；提前熟悉面试环境及程序。如有可能，找知情人了解面试程序，事先到面试的地点看看以熟悉环境，这样可以缓解面试时的紧张情绪。

（二）保持良好的身体状态

健康的体魄既是体现个人全面发展的一个重要标志，也是顺利完成学习和工作的必备条件。因此，求职者平素就要养成良好的卫生习惯和健康的生活方式，积极参加体育锻炼，保持自身良好的身体素质，从而在面试时给招聘单位一种精力充沛、健康向上的感觉，以提高录用的成功率。

（三）培养自身扎实的专业基础

培养自身扎实的专业基础不仅是面试前应注意准备的内容，同时也是护理专业学生在校学习期间应该不断努力的方向。学生在校期间应发奋学习，培养刻苦钻研、精益求精的学术作风，注重技能训练，力求掌握多种实用技能，从而在应聘时给人以较好的专业素质形象。

（四）适当了解招聘单位的情况

"知己知彼，百战百胜"。在求职之前，不但对自己应有一个全面的认识，还要了解招聘单位的一些情况。有关用人单位的信息，主要包括单位的性质、规模、效益、发展前景、招聘岗位、招聘人数等；有关用人条件的信息，包括对招聘人员的性别、年龄、学历、阅历、专业、技能、外语等方面的具体要求和限制；

有关用人待遇的信息，包括报酬（工资）、待遇（奖金、补贴、保险等）。

（五）面试时的仪容仪表准备

面试的时间相对短暂，若想在短短的面试中给招聘者留下一个良好的印象，求职者的仪容仪表则起着非常重要的作用。

1. 着装

总体来讲，面试者服装要合体，讲究搭配，展现出正统而不呆板、活泼而不轻浮的气质。男护生应聘时以穿着深色款式稳健的套装西服为宜，配以整洁的白衬衣和对比不强烈的同一色系领带。如天气较热，也可只着衬衣。女士以穿着朴素、得体的裙装或套装为宜。有时，护理专业学生在面试时会被要求着护士服。因此，在穿着时一定要严格遵循护士服的着装要求。

2. 仪容

面试时，男士应保持头发干净、清爽，发型宜简单、朴素。女士要保持端庄、干净的形象，额面部的修饰要清新、素雅，色彩和线条的运用都要"宁淡勿浓"，恰到好处。发型以端庄、简约、典雅为宗旨，避免滥用饰物。

二、面试中的礼仪

在应聘过程中，求职面试是其中极其重要的一个环节，它既是招聘考核的最后一关，也是求职成功与否有具决定性的一关。注意遵循面试中的礼仪，能够更好地帮助求职者抓住面试机会，以最快的速度实现就业理想。

（一）注重仪表举止、树立美好形象

面试时，求职者得体的仪表举止、高雅的谈吐，能体现其良好的文化修养、精神面貌、审美情趣和性格特征，有助于在招聘

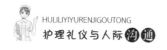

者面前建立良好的第一印象。因此，求职者的举止应遵循自然潇洒、大方得体、文明礼貌、优雅动人的原则。另外，求职者的言谈应遵循礼貌、标准、连贯、简洁的原则。

（二）遵守应试礼仪

1. 遵时守信

遵时守信是一种美德，亦是一个人良好素质和修养的表现。所以，准时出场面试是最基本的礼仪。为防止迟到，求职者最好提前 10 ～ 20 分钟到达面试地点附近，到面试时间时再进入面试地点，这样做一来可以避免迟到，二来可以稍作休息以稳定情绪。

2. 对接待人员要以礼相待

对候试室或面试室门口的接待员要以礼相待，注意细节，恰当地表达礼貌，多使用"请""谢谢"等礼貌用语。

3. 礼貌地敲门

即使房门虚掩或处于开放状态，也应轻轻叩击以示进入，得到准许后，方可轻轻推门而入，然后转身将门轻轻关好。

4. 进门后主动向面试官问好

求职者应主动向面试官微笑并点头致意，礼貌问候。

5. 必要时行握手扎

与面试官主动打招呼后，有可能面试官会首先伸手行握手礼，应积极相迎，给予礼貌回握。如果面试官没有主动握手，求职者不宜主动行握手礼。

6. 对方说"请坐"时再入座

在面试官还没有请求职者入座的情况下，不要自己主动落座，入座前，应表示感谢，并要特别注意采取正确的坐姿。

7. 自我介绍的礼仪

自我介绍应注意：①面带微笑，彬彬有礼；②主题明确，简明扼要；③语言幽默，轻松自然；④充满自信，举止大方；⑤自尊自爱，恭敬谦和。

（三）面试交谈中的礼仪

招聘护士时，面试官一般是用人单位的护理部主任、护士长等。所以，通过面试时的交谈，可以使面试官感受到求职者的基本素质和业务水平，并由此决定是否录用，因此，遵循面试中的交谈礼仪是非常重要的。

1. 诚恳热情

把自己的自信和热情"写"在脸上，同时表现出去对方单位工作的诚意。

2. 文雅大方

回答面试官的问题时，要从容镇定、温文尔雅、有问必答、谦虚诚恳。对于一时答不出的问题，可以从话外题中缓冲一下，同时迅速搜集答案。如果确实找不到答案，先回答自己所了解的，然后坦率承认其中有些问题还没有经过自己的认真思考。有时候，面试官可能关注的并不是问题本身的答案，而是求职者解决问题的过程。

3. 仔细倾听

注意倾听是语言沟通中的技巧之一。面试时，当面试官提问或介绍情况时，求职者应仔细聆听对方讲话的内容。求职者应用目光注视面试官，以示专注。还可以通过配合点头或者巧妙地插入简单的话语，赢得面试官的好感。注意不要在面试官讲话时贸然打断，失礼于人。

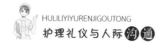
4. 善于思考

在回答面试官所提出的问题之前，求职者要对自己所说的话稍加思考后再给予回答。当面试官要求你就某个问题发表个人见解时，就更应慎重。

5. 突出重点

回答面试官的问题时要突出重点，对于用人单位感兴趣的话题可以多讲，不感兴趣的地方少讲或不讲；简单的问题即问即答，复杂的问题边思考边回答，使面试官感觉到求职者既反应灵敏又很有思想。

（四）告别礼仪

面试结束后，无论结果如何、有无录用希望，告辞时都应向对方诚挚道谢。这既是礼仪要求，也是体现求职者的真诚和修养的最后机会，这对于最终是否会被录用也起到一定的影响。告别时可以根据具体情况，与面试官行握手告别礼或鞠躬礼。

三、面试后的礼仪

求职者往往非常注重面试前和面试中的礼仪规范，而对于面试后的礼仪要求往往忽略。一般而言，面试结束后一两天之内，求职者可以向应聘单位发一封致谢函或电话致谢。一方面可以表示求职者的谢意，另一方面也可以重申自己对该工作的渴望和能够胜任该工作的能力，并表示为了该单位的发展会尽其所能。这样的致谢函会使对方加深对求职者的印象，增加竞争力。

总之，求职过程中遵循相应的礼仪规范，可以帮助求职者增加求职成功的机会，因此，一定要重视和学习相应的求职礼仪规范。

思考:

1. 称呼语的规则和主要方式有哪些?

2. 介绍礼仪的基本要求和种类有哪些?

3. 拨打和接听电话应该注意哪些礼仪?

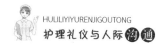
第三章 护理工作礼仪

案例分析：

一门诊分诊台护士，看到候诊的患者挤满了候诊室，还看到一些患者拿着病历要求护士先让他就诊。这位护士眉头紧锁，一脸的不高兴，嘴里喊着："坐下，坐下，等着叫号，你们这么乱，我什么也听不见。"

分析：

1. 这位护士哪里做得有欠缺？

2. 在这种环境下，护士应该做什么？应注意什么？

护理工作是爱心和艺术的结合，护士是保护和促进人类健康的白衣天使。这既要求护士必须不断地充实自我，在护理工作中既需要掌握用丰富的科学知识和技能为患者提供优质的医疗护理服务，又有良好的礼仪修养为每一个需要健康帮助的人提供全方位的护理服务，以最佳的精神面貌和温文尔雅的形象面对护理工作，做文明礼貌的"健康使者"。

第一节　门诊护士工作礼仪

门诊是医院面向社会的窗口，是患者与医护人员接触的第一关。医护人员面对的护理对象有思考还有其家属，要帮助他们解决看病过程中遇到的问题。服务质量的高低，人们首先是从门诊工作人员的工作态度来衡量的，而在门诊与患者接触最多的就是门诊护士。因此，门诊护士的工作态度、礼仪修养，往往也就成了医院形象的代表，加强门诊护理工作人员的礼仪培训显得至关重要。

一、接诊礼仪

患者到医院就医，客观上就存在一种被动、祈求的自卑心理，加上疾病缠身，又要面对医院陌生的环境，难免产生孤独感和恐惧感，很自然地就加重了他们的依赖心理。此时患者最希望得到医护人员的理解、同情和关心，因而他们对医护人员的一举一动甚至面部表情的变化都非常敏感。护士礼貌周到的工作态度、文明端庄的仪表等，就成了抚慰患者的良方，成为解除患者心理恐惧的重要因素。因此，作为接诊护士，不论是仪容仪表还是言谈举止都应符合礼仪规范要求，耐心、热情地接待每一位就诊人员，送上关心和帮助。

二、护理治疗工作中的礼仪

到医院就医的患者中，大部分是在门诊接受治疗的，在为患者进行护理治疗过程中，除了规范、娴熟的操作外，还应注意工作中的文明礼貌行为。

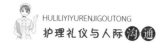
（1）进行治疗前应礼貌地对患者做一些关于治疗措施的科学解释，要充分尊重患者的知情权，让患者了解治疗措施的意义。如要给一个发热患者进行肌内注射退热药时，可以这样向患者说明："您好，您正在发热，长时间高热会损害人的大脑，同时会消耗体内大量水分，这对您的健康很不利，所以现在我要按医嘱给您注射退热药，我给您注射的是复方柴胡注射液，肌内注射，请您把裤带松开，做好准备……"注意在整个治疗操作过程中要求患者配合时一定要"请"字当先，不可以命令式的口气对患者说话。

（2）进行治疗操作时既要严格执行操作规程，又要做到动作轻柔、神情专注、态度和衡。当患者配合治疗结束后，还应当向患者致谢，并给予适当的安慰。如："谢谢您的配合。您现在需要好好休息，用药后一会儿就会感觉好些的，请不必担心。如果有什么不适可随时叫我。"整个治疗过程中都应注意保持举止有度、言谈有礼，即使遇上某些患者挑剔、为难也要保持冷静、耐心，始终以礼相待，要学习服务行业的经营理念——"患者是上帝"，把尊严留给患者。

（3）患者在门诊治疗结束离去前，除了必需的医嘱交代外，还需礼貌关心地嘱咐患者注意保重身体，给患者留下急需帮助时的联系办法，把患者送到诊室门外，说上几句祝福、送别的礼貌语，让患者来时痛苦、焦虑，去时舒畅、满意。

第二节　急诊护士工作礼仪

急诊服务的对象是一个特殊的群体，当危重患者推进急诊室时，患者和家属焦虑、忐忑不安的心情交织在一起，他们把每一丝生的希望都倾注在医务人员的身上。一名优秀的急诊护士，除了应具备高尚的思想品德、良好的心理素质和掌握精湛娴熟的护理技术外，良好的身体素质和礼仪修养对完成急诊护理工作也是至关重要的。

一、急诊护士素质要求

急诊室护士应具备精湛、娴熟的技术、健康的体魄、饱满的精神、高雅的仪态和积极向上的敬业态度，这对患者身心健康有着不可忽视的作用。

（一）娴熟的护理技术

急诊护士技术水平的高低不仅反映着医院的整体医疗水平，而且直接关系到患者的生命健康，对疾病转好起着至关重要的作用。因此，作为一名急诊护士，必须熟练掌握护理急救知识和护理操作技术，以应对复杂多变的急诊救护工作。

（二）健康的身体素质

急诊护理工作烦琐多样、节奏紧张，护理质量要求较高。护士除了完成全天正常的门诊治疗外，还需要有充沛的精力随时应付危急患者的抢救工作。因此，急诊室的护士必须拥有健康的体魄，才能有充沛的精力和充足的体力完成各项急诊救护工作。

（三）良好的礼仪修养

急诊患者是比较特殊的护理对象，对护士的仪表态度又十分敏感。在与急诊患者较短的接触时间里，护士洁净整齐的着装，高雅大方的仪表，端庄稳重的举止，体贴入微的言谈，以及良好的工作态度，对患者的心理有着明显的安抚作用，可以减轻患者紧张、恐惧心理，增强患者对医护人员的信赖感和战胜疾病的信心，使者能配合抢救治疗工作，确保抢救的成功。

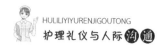

（四）沉着冷静、敏捷果断的工作作风

急诊室的工作具有很强的科学性和时间性，在紧张而繁忙的工作当中，护士必须有高度的责任心、熟练的操作技术、敏锐的观察力和处置应变的能力，养成沉着冷静、敏捷果断的工作作风，在抢救工作过程中，能够做到遇事不慌、沉着冷静、果断迅速地开展救护工作。

二、急诊接待礼仪

急诊护士面对的是紧急危重的患者，因此，社会对她们的服务水准提出了更高的要求。急诊护士只有树立更科学的服务理念，并将这种理念体现在具体的护理服务工作中，才能满足社会高标准的要求，在激烈的服务竞争中，赢得社会的尊敬和承认。

（一）掌握急诊患者的心理

急诊患者的特点主要是起病急、病情重，急需抢救处理。急诊护士应当掌握急诊患者与普通患者不同病情特点和心理特征。

1. 焦虑心理

恐慌、不安、焦虑等是急症患者常见的心理状态，如高热患者就常见这种情况。

2. 惧怕心理

由于起病突然（如各种外伤、大出血、剧烈疼痛等），患者往往缺乏心理准备，对突如其来的病情感到非常恐惧，惧怕死亡、惧怕由于疾病而失去原有的正常生活、害怕诊断不准确而延误治疗等。

3. 依赖心理

突然的伤病造成患者的行为退化、情感幼稚，如患者因疼痛、发热而呻吟辗转，甚至大声哭喊。

4. 听天由命心理

有些患者患急病后，觉得事已至此，只能听天由命，听任医务人员的摆布，对病情和治疗结果持无可奈何的态度。

（二）接待急诊患者的礼仪

针对急诊患者的不同心理状态和实际情况，急诊护士接诊时应采取适当的救治措施和恰当的礼仪接待方式。主要有：①稳定情绪，安慰解释；②抓紧时机，果断处理；③急不失礼，忙中守节。

三、急诊救护礼仪

危、重、急患者一旦入院，急需采取有效的救治措施。此时急诊护士就需要将平时学习、积累的知识和经验充分发挥出来，尽快为抢救工作铺设绿色通道。

（一）急而不慌，忙而不乱

急诊护士必须有较强的应变能力。急诊患者发病急，来势凶猛，这就要求医护人员要果断采取最佳的急救措施，做到沉着应战，临危不乱，始终保持急而不慌、忙而不乱、从容礼貌的工作态度，以稳定患者和家属的情绪，争取得到更好的配合，有利于进一步的救护。

（二）团结协作，文明礼貌

急诊救护是一项涉及医疗、护理、化验、放射、收费、药房、注射及行政等多个方面的工作，这些工作往往是一环扣一环的，在涉及多个科室的病患救治时，各科医护人员要紧密配合，团结协作，注重同事间的文明礼貌，互相理解、互相尊重，共同协作完成急救工作，不要因言语不慎、行为过激而伤害同事感情，影响对患者的抢救工作。

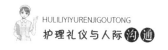

第三节　病房护士工作礼仪

当患者经医生初步诊断确定需住院检查或治疗时，患者便将住进医院，此时患者和家属的心情往往比较沉重，一是患者感到自己身患重病，将要经受一番痛苦磨难，心理已是十分沮丧；二是处于陌生的医院环境，更增添了患者的不安。此时，病房护士如能热情礼貌地接待、宽慰患者，将使患者焦虑不安的心理得到缓解和安慰。这同样要求病房护士必须具备优良的职业道德和礼仪修养，能善解人意，礼待患者，使患者能安心住院治疗，树立战胜疾病的信心。

一、患者入院护理礼仪

要使入院患者留下良好的第一印象，病房护士必须做到彬彬有礼、落落大方、热情接待、体贴关怀，使患者感到亲切和温暖。

（一）做好"八个一"，迎接新患者

病房护士接到住院处收治新患者的电话后，在患者到达前，备好床单。在患者到来时，做好"八个一"，即一张真诚的笑脸，一个亲切的称呼，一张整洁的病床，一壶新鲜的开水，一次周到耐心的入院介绍，一次准确规范的健康评估，一次用药的宣教，做好第一次治疗。病房护士站的护士看到新患者时应立即起立面对，微笑相迎，安排患者入座，然后自我介绍。办完必要的手续后，引导患者到病房，并对患者介绍病房内的设施或物品，告诉患者责任护士的姓名。

（二）耐心做好入院介绍，增强患者归属感

患者入住病房休息片刻后，责任护士应耐心细致地做好入院介绍，介绍患者的主治医生、病区护士长及自己，逐一介绍病区的环境（如卫生间、开水房、医生护士办公室等）、病床周围的物品（如床头呼叫器、盆架等）及其用途、住院规则、作息时间等。讲述时，根据患者的情况，掌握讲解内容的多少，语气平和温柔，尽量不使用"你必须……""不准……"等命令式语句，避免患者产生逆反心理，让患者在轻松愉快的环境中转变角色，理解并接受医院的制度，并学会配合。

二、患者进入病区后的护理礼仪

病房护士表现出文明礼貌的行为举止，是实施整体护理的要求，是服务对象的希望，是护理工作人员良好职业道德修养的体现。

（一）患者住院期间的基本护理礼仪

1. 自然大方，轻盈快捷

护士的行为举止是患者及其家属评价护士的首要因素，优美的动作、规范的姿势能够获得患者的肯定，所以护士应练好站、坐、行、走的基本规范动作，使动作优美舒展。在紧急抢救的过程中，保持动作的轻盈快捷、准确无误，神态镇定自如，使患者及其家属有安全感和信任感。在一定程度上，"非语言行为的表达"效果远大于"语言表达"的效果，有"此时无声胜有声"的感觉。

2. 亲切温柔，尊重关怀

对于患者来说，病房的环境、医护人员都是陌生的，每个患者都希望自己被认识、被尊重，从而认为在此能得到更好的治疗、护理和关照，内心会得到莫大的安慰。因此，护士应尽快熟悉患者并记住患者的名字，充分注意礼仪规范，亲切地称呼患者，真

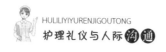
诚地感谢患者的配合，用行动来表示关心患者，如倒一杯水、一个搀扶的动作等。

3. 思维敏捷，服务及时

要重视日常学习和工作经验的总结，以保证面向患者的各种复杂病情或紧急情况时能思维敏捷、判断准确、及时处理，为合理治疗赢得时间。

4. 知识深厚，技术娴熟

患者住院后在基本生活能满足需要时，考虑最多的是医疗护理水平。医生正确的诊断、护士恰当的护理能够消除疾病、减轻痛苦，这是患者最大的愿望。护士不能只重视完成技术操作，轻视相关理论学习。例如，给患者输液，只麻利地完成扎针，而不知道输入药物的作用及相关的副作用等，不能正确地回答患者的问题，会降低患者对护士的信任度，从而使患者轻视护理工作。

5. 坚持原则，满足需要

在坚持遵守医院规章制度、不违背社会公德、不损害别人利益的前提下，对患者的合理需要应及时满足。如患者对自己疾病知识、对类似疾病的预后及护理计划有疑问时，要及时讲解以满足患者。

（二）患者住院期间的护理礼仪细节

1. 以患者为中心

责任护士如在护士站为新患者测血压、体温并询问病史，这样虽然节省了护士到病房的路程，却增加了患者在护士站等候的时间，也扰乱了护士站的工作秩序，因此，护士应到床前为患者检查。

2. 床头呼叫器不能代替护士的巡视

（1）呼叫器应放在患者卧位时伸手可及的位置，教会患者正确的使用方法。

（2）巡视病房是护士的责任，护士不能依赖呼叫器。呼叫器鸣叫的次数多说明护士的工作不到位，或把一些护理工作转交给了患者或家属。

（3）呼叫器闪亮说明患者有紧急需求而护士没有及时发现患者的需要。护士应立即接听呼叫器，接听时要使患者有安全感，应回答"好的，我立即到"，并马上到病房，不能说"您等着，我一会儿来"。

3. 加强病区安静管理

病房噪声的主要来源有说话声、电话铃声、治疗车的轮子转动声等。护士要做好安静管理，减少噪声，及时制止探视人员及陪护人员在病区大声谈笑。工作人员的电话一律调为振动，护士站电话铃声要高低合适，治疗车的轮子做到及时检修保养。

4. 不卑不亢

对年轻异性患者进行护理时要掌握分寸。如果分寸掌握不好，会给年轻的异性患者带来错觉，导致不必要的麻烦。因此在护理年轻异性患者时要注意以下几个方面。① 不卑不亢，这是面对异性患者应该掌握的一个基本原则。如果询问相关护理、治疗上的问题，可以耐心解答，如果对方有意无话找话，要适当回避，但不能说一些不该讲的话，给患者难堪，使其无地自容，这些做法对患者来讲都是粗暴的行为。② 对年轻异性患者进行治疗、护理时避免过度热情，要以礼相待，做好自己该做的事。③ 对异性患者讲话不要故意拿腔作调，避免超低声交谈，同时避免与异性在暗光下或屋内长时间交谈。与患者交谈时不能上上下下反复打量（检查身体除外），更不能眼睛盯住人家不放，这会引起对方的误会。④ 除了进行护理检查身体和各种护理操作外，其他情况下

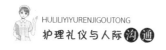
与异性患者沟通时要保持在社交距离。⑤端正自己的行为举止，不应在异性面前照镜子、化妆、涂口红、整理发型等，更不能有其他的挑逗行为。⑥在异性面前应避免交流个人的事情，特别是感情方面的话题。⑦提倡与患者谈话幽默，但是避免过分开玩笑。护士在工作岗位上必须保持热情，但不能轻浮，应关怀备至但不应失度。⑧提倡与患者进行有效的沟通和交流，以确保护理评估的准确性，但不能没必要地、过多地闲聊，更不要没话找话，有失护士身份。

5. 不能占用患者的个人空间

床头柜、床下物品架是患者的个人空间。进行护理操作时，所有的物品尤其是被污染的物品不能放在患者的床头柜上，换下的脏床单也不要放在患者床下。

6. 需要暴露患者身体时，要提供安全自在的环境

当导尿、灌肠、备皮等需要暴露患者身体时，要提供单间病房或用屏风遮挡患者；遇到患者有生理或病理缺陷时，不要随意说出或小声议论，到处张扬，免得患者尴尬，这也是对患者的尊重。

7. 接班后、下班前要巡视病房

除正常巡视外，护士在接班后、下班前要巡视病房，让患者知道目前是哪位护士值班，使其心里踏实安稳。尤其是中午班和夜班护士应加强接班后、下班前的巡视，并与每个房间的患者见面。

8. 护士的询问责任制

住院患者对护士的分工并非十分清楚，当有问题时看到穿"白大褂"的人就要询问。无论问到哪位护士，即使自己不能解决，也不应推脱或让患者找别人解决，应当设法与其他护士或护士长、

医生联系，并把结果转告患者，事后要询问患者是否得到了解决，尽量使患者满意。

9. 服务与管理并重

护士在病区承担着重要的管理工作。有时个别患者或家属出于个人需要，有违反医院管理规定或损害他人利益的行为，对这种行为护士应及时进行干预。要以诚恳的态度积极帮助患者解决实际问题，"帮助他得到他想得到的，你才能得到你想要的"。说服与帮助并用，服务与管理并重，本着有利于患者的利益出发，用微笑的面容，既指出不足，又使他们体面地改正，让患者理解护士的用心并给予配合，既服务于患者又达到了管理的目的。

10. 进病房先敲门

护理服务是一种特殊的服务，目前提倡的服务应当是"围着患者转"的"有距离服务"，即当患者需要护理服务时招之即来，不需要时保持适当距离。护士应给患者提供一个宽松随意的就医环境；不竭力推荐某种药物，不对涉及患者隐私的问题穷追猛问，不能不敲门就随意进入病房，等等。不敲门就进病房的"零距离服务"，易造成患者"暴露无遗"的心理压力。

三、患者出院护理礼仪

（一）出院前的祝词

患者将要出院前，首先对患者的康复（或好转）表示祝贺，感谢患者在住院期间对医院工作的支持和配合，谦虚地对自己工作的不足之处、对患者关照不周的地方表示歉意，并表达对患者一如既往的关怀之情，表示随时都会为患者提供力所能及的帮助等。

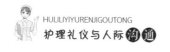

（二）出院时的指导

患者出院时，主管护士要做好出院指导。指导和帮助患者办理出院手续，告诉当时疾病治疗的情况，如何服药，如何随访，如何进行康复锻炼，如何学会控制自己的饮食起居，适应出院后的生活，以及出院后的注意事项和复查的时间等。

（三）出院送别的礼节

指导患者如何办理出院手续，以及必要的医嘱、健康指导详细交代妥当后，准备出院时，责任护士将患者送到门口或车上，对患者的康复（或好转）表示祝贺，嘱咐患者多保重身体等，并向患者行握手礼、挥手礼或行鞠躬礼告别。避免用"再会""欢迎再来"等言语来告别。

第四节　手术室护士工作礼仪

手术室护士工作特殊，地位重要，其任何差错事故都可能给手术带来不可挽回的影响，所以手术室护士必须严格要求自己，以最好的精神面貌、最佳的心理状态、最文明的工作态度、最优秀的效率和质量完成工作。

一、手术室工作礼仪

手术是一种创伤性的治疗手段，对患者也是一种极为严重的心理刺激。大多数患者是害怕手术的，特别是第一次手术，患者多表现出焦虑、恐惧和紧张的心理。手术给患者带来生存希望的同时也给患者带来了强烈的刺激，会引起种种不良的心理和生理反应。这就要求护士不仅要协助医生进行手术治疗，而且还要具备关心患者、尊重患者、文明礼貌的高尚职业道德，以减轻手术对患者造成的不良心理影响，保证手术成功。

（一）术前对患者疏导的礼仪

需要手术的患者往往易出现焦虑、恐惧的心理，担心手术不成功，危及生命和健康，于是吃不下、睡不着、心神不定、焦躁不安。术前的这种恐惧心理如果得不到缓解，将会影响术中的配合和术后的恢复，甚至可引起并发症。为此护士要针对患者术前的心理特点给患者做详细的疏导工作。这项工作要做得有礼有节，科学可靠，措辞准确，富有教育、开导作用。

1. 与患者交谈，进行心理沟通

与患者交谈要用亲切、平等的话语了解患者的心理和想法，了解患者的生活习惯（如吸烟史、饮酒史）、社会背景（如职业、社会地位等）、性格爱好、接受手术的态度和对医疗护理工作的协作程度，引导患者说出自己对手术的看法，有哪些顾虑、要求，根据患者的具体情况因人施护，有针对性地给予恰当的说明和解释，给予患者激励和安慰，消除患者的不安心理，解除患者的顾虑，使患者对手术治疗做好充分的心理准备。应注意不宜在术前进行疏导时，一开始就向患者机械地宣读术前的各种注意事项，使患者感觉如接受宣判一般。

2. 交谈中的注意事项

交谈时要注意言谈的礼仪要求，用通俗易懂的语言温和缓慢地与患者进行交流。要选择好适宜的时间，错开患者进食等某些不便的时刻，交谈的时间不要过长，以不引起患者的紧张感和疲劳感为宜。护士不知道或不明白某些事情时，不要含糊地回答患者，而应礼貌地对患者表示歉意，然后请医生或其他有权解释的知情人解答。交谈时避免说一些会引起患者不安的话语，如癌症、死亡等，也无必要对手术过程进行详细说明，以免增加患者的心

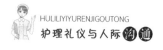

理压力。

大多数患者经过术前谈话多能减轻心理负担，对手术能有较好的心理准备，对术后出现的痛苦多能忍耐，并能自觉地配合术后的治疗和护理工作。但也有一部分患者，虽然已经接受了手术，但却对手术效果怀有不同程度的疑虑，对术后出现切口疼痛不适、功能障碍等症状缺乏足够的思想准备，加上手术本身的损伤，可能出现一些不良心理反应。因此，对手术患者的语言运用既要讲究临床医学语言的科学性，还要充分发挥礼貌语言的艺术性，调动患者的主观能动性，发挥语言的心理治疗作用。

（二）术前签字谈话的礼仪

手术前签字是一种常规制度。通常情况下，医护人员是在征得患者或家属同意后才进行手术的。患者的承诺和签字说明两个问题：一是说明医护人员（院方）尊重患者对自身治疗的自主权，是对患者人格和权利的尊重；二是意味着患者及其家属对医护人员的信任，对手术治疗手段的认可，并愿意承担手术的一切后果和责任。因此，术前签字谈话的内容和方式也是至关重要的。

1. 注意谈话中的文明礼貌和严肃性

与患者谈话要有针对性，首先谈话的态度和方式要让患者和家属感受到医护人员的诚恳和礼貌，感到医护人员的工作态度是科学严谨的，既要让手术患者或家属接受医生的意见，又要把可能发生的问题说明白，实事求是地向他们讲清楚手术治疗的意义。对一些新开展的手术，医务人员要向患者讲清手术的原理、方法和可能出现的问题，有时可请患者或家属参加术前讨论会，让患者意识到医护人员是对他们负责的，从而减少他们的顾虑和不安，能够坦然地接受手术。术前谈话注意不要主观片面，只挑好的说，或只强调患者的责任，而应当是全面客观地讲清情况，让患者和家属心中有数，同时也为自己留有余地，千万不能因措辞不当而引起误会，成为引发医患纠纷的隐患。

2. 敢于承担责任和风险

敢于承担责任和风险不仅是对患者的尊重，也是对医护人员的职业道德要求。诚信守诺本身就是一种礼仪道德的体现。医护人员应当信守职业道德，具备宽广的胸怀、强烈的责任感和使命感，勇于承担属于自己的工作责任。不能把患者及其家属的签字当作推卸责任的凭据。不能认为有了签字，就可以不承担风险，不承担手术的任何责任。如果出现差错、事故便想依据签字来推卸责任是不允许的，也是不道德的。

二、术中工作礼仪

手术给患者带来的心理压力是巨大的，医护人员的态度对患者心理的影响又是微妙的，礼待患者也成了医护人员工作的重要内容之一。手术过程中医护人员除认真仔细地开展手术外，应尽量避免一些无关的言谈，表情、举止也要安详、从容，不要加重患者的心理负担。

（一）待患者如亲人

护士对待每一个患者，无论其年龄长幼、地位高低，都应像对待自己的亲人一样，始终以高度的责任心照顾手术患者。如护士推着或扶着患者进入手术间时，可边走边向患者介绍手术间的布局、设备，以打消患者对手术室的恐惧感及神秘感。进入手术间后，将患者扶到手术床上，轻柔、带有保护式地帮助患者摆好麻醉体位，同时向患者介绍正确体位对手术、麻醉及预防术后并发症发生的重要性，像对待亲人一样爱护、安抚患者，尽力满足患者的要求。常以亲切、鼓励的话安慰患者，如"请放心，我们

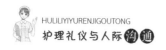
医护人员都在这儿"等。当手术将要结束，患者进入麻醉苏醒期时，护士先来到患者耳边，用手抚摸患者的面部，小声而亲切地呼唤患者的名字，轻声对患者说："×先生（女士、小朋友）您醒醒，手术已经做完了，您感觉不痛吧？"促使患者早些苏醒过来。

（二）言谈举止要谨慎

由于麻醉方式不同，患者的心理反应也不同，在非全身麻醉的手术中，患者对医护人员的言谈很留心，对器械的撞击声和自我体验都非常敏感，所以参加手术的人员，除认真仔细地进行手术外，还要尽量做到举止镇定自若，不要在非全身麻醉患者面前露出惊讶、可惜、无可奈何的表情，以免患者受到不良的暗示，造成心理负担。

手术时，医护人员应尽可能减少交谈，更不要讲容易引起患者误会的话，如"糟了""血不能止了""错了"等，因为非全身麻醉的患者，对医护人员的一举一动、一言一行都在非常认真地体会和考虑，如果术后发生一些不良情况，患者常会把手术中听到的只言片语及当时的情景联系起来，误认为是手术中产生问题的原因。例如，一位患乳腺癌的患者，术中听到医师讲"取不完了"，就怀疑是自己的肿瘤"取不完了"，术后就找医师问："肿瘤取不完会有什么后果？"医师顺口说："会转移恶化。"患者听后即闷闷不乐。事后上级医师查房，患者又问同样的问题，经追问，患者说出术中听到的话，经过上级医师给予解释，患者才放心了。

三、术后工作礼仪

手术完毕并不是治疗的终结，护理也至关重要，因为许多病情变化都发生在术后。关心、重视术后患者的病情，及时发现问题，对保证患者生命安全是十分重要的。

（一）术后对患者的鼓励和安慰

术后患者身体虚弱，又因切口的疼痛，往往情绪烦躁，心境不佳，护士要体谅患者的心情，关心爱护患者，给予患者更多的礼遇。除了通过用药物和心理暗示法减轻患者的痛苦外，还应细心地照顾好患者，鼓励患者进行相应的活动，减少并发症的发生，促进切口愈合等。

例如，手术结束后，护士将患者送入重症监护病房，安置在病床上后，认真同病房护士交接，并告知家属注意体位、保温、输液等，然后以和蔼可亲的态度告诉患者手术一切顺利，术后效果良好，表扬他战胜恐惧、配合手术，使手术圆满成功，鼓励他继续发扬这种精神，配合病房护士做好战胜术后痛苦的护理工作，祝他早日康复。这样亲切、礼貌的态度对刚刚手术的患者是极大的安慰和鼓励。

（二）严密观察

1. 勤观察，常沟通

手术后，护士还要密切观察患者术后的情况，关心患者，经常耐心细致地与患者或家属交流，询问病情和术后情况，直到病情平稳。

2. 科学礼貌地解释术后的症状

手术后的患者常会伴随一些不适症状，对此要礼貌、科学地给患者及其家属讲清道理，争取得到患者和家属的理解和配合，让患者认识到术后病情是逐渐好转的，以增强患者的信心。如对术后的"随症反应"（把术中体会到、听到的情况与术后的不适联系起来看），医护人员要给予指导，帮助患者减少"角色行

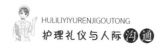
为"，告诉患者术后不适是暂时现象，伤口愈合后就会消失，以减轻患者紧张的心理。

3. 正确指导术后患者的活动

术后患者适当的活动对病情康复是很重要的，护士应正确地指导手术后患者的活动。如：鼓励肺部手术后的患者多咳嗽、咳痰，保持呼吸道通畅；腹部手术后患者要适当活动，以加速血液循环，促进康复；骨科手术后患者要保持功能值，加强功能锻炼；颈部手术后患者要防止大出血，影响呼吸。这些工作不仅需要护士的口头嘱咐，还需要他们在具体操作上给予患者示范指导，协助患者活动，要求护士在开展工作时不仅要把礼仪关爱之情溢于言表，还应付诸行动，使患者得到切实的礼貌服务。

第五节　护理操作礼仪

护理工作中最重要的是专业的护理，给患者减少痛苦，但护士的护理工作中所展现出来的精神风貌和礼仪修养，无疑对患者的康复也是一剂良药。护士优美的站姿、端庄的坐姿、轻盈的步态、协调的操作及礼貌的语言，能充分展示护士良好的职业素质和礼仪修养。护理工作中的每一次健康指导、每一次轻微的触摸、每一句鼓励的话语都会给患者留下良好的印象，利于护患沟通，同时能打动患者，使之感到被尊重，从而树立战胜疾病的信心和勇气，这是顺利开展护理工作的重要保证。

一、护理操作的礼仪要求

在日常护理操作过程中，轻盈机敏、柔美均匀的步态，自然优美、平稳安全的操作无一不体现出护士职业素养以及尽心尽力为患者早日康复做出的努力。

（一）操作前的礼仪

1. 举止得体、语言礼貌

护士进入病房时，应轻轻地叩门以表示对患者的尊重，走进病房时，向患者微笑点头，推治疗车或端治疗盘动作规范，同时轻声地致以问候，如"您好""早上好""晚上好"等，言语要亲切，在做各种检查前，动作要轻柔、快速准确。护士举止要端庄大方，热情友好，在为患者做导尿、灌肠、会阴冲洗等操作前，护士要关心和尊重患者，如拉好窗帘、屏风遮挡等。操作前解释工作是否成功取决于护士言谈的礼貌程度，避免用命令式的口吻与患者交谈。

2. 认真核对、耐心解释

护士在为患者做各种护理操作前，要认真核对，耐心给患者做好解释，说明此次操作的目的、方法，以及操作中可能产生的不适以及需要患者配合的地方，安慰患者以取得患者的配合，同时给患者安排好舒适的体位，为操作做好充分准备。

例如：一位住院患者，第二天清晨需要做抽血化验检查，其项目有肝功能、血脂和血糖检查，护士的操作前解释如下。

护士："阿姨，您好！我叫王××，是明天早班的护士，您叫我小王就可以了，请问您是16床的江××老师吗？"

患者："小王，你好！我是江××老师，有事吗？"

护士："是这样的，根据您病情的需要，医生为您开了化验单，明天清早在抽血前请您不要吃任何东西，也不要喝水，6点半我来为您抽血。您有什么不方便吗？"

患者："化验什么项目呀，要抽多少血？为什么不能吃东西？"

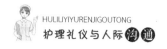
护士："化验项目有肝功能、血脂和血糖的检查，就抽 5ml 血，一般要空腹抽血，主要了解您肝功能情况，抽血对您的健康不会有任何影响，但对诊断您的病情、指导医生用药却很重要，请您不用紧张，我们会很小心操作的，一定配合我们好吗？请您一定记住了，明天清早不要吃任何东西。"

患者："好的，我记住了。"

护士："谢谢！您早点休息，明天我再来看您。如果有什么需要请按床头的呼叫器，我会随时为您服务的，再见！"

（二）护理操作中的礼仪

1. 态度和蔼、体贴患者

在进行护理操作时，对待患者态度和蔼、言语亲切，操作平稳安全，以体现出护士的职业素养，以及为患者早日康复所做出的努力，让患者感到护士的责任心，增强患者的安全感。如为患者测量血压、心率和脉搏需要接触患者的身体时，要先将手搓热；在为患者做暴露操作时要用屏风遮挡；在护理操作时应认真、细致、规范，着力的轻重、范围大小要适当。护士在上班期间尤其在为患者进行护理操作过程中，如果带了手机，一定要把手机调到静音状态或关闭手机，以免手机鸣响时，影响护士的操作，造成患者不安。如果在操作的过程中有同事通知护士接听电话，那就应该请同事转告对方等一会给他回电话。护士认真按照操作程序有条不紊地完成操作，可让患者感到在护士工作中，他是最重要的。

2. 操作娴熟、适时指导

护士过硬的基础知识、娴熟的操作技术是最基本的职业要求，护士操作时认真、准确、细致、规范、动作轻稳是对患者的礼貌和尊重，进行护理操作时护士一边操作一边用亲切的话语与患者交谈，适时指导患者配合操作，不时地使用鼓励性的语言安慰患者，增强患者的信心，这样既可以降低操作中的难度，减轻患者的痛苦，同时可以大大提高护理的工作质量和效率。

例如：第二天，早班的护士在为患者抽血。

护士："江××老师，您好！昨晚睡得好吗？"

患者："睡得还好。"

护士："请您把手伸出来，（垫小枕，扎止血带，选择血管）您的血管很好，不用担心，我会一针扎上的。"

患者："我怕疼。"

护士："没事的，请您握紧拳头、放松……好了，完成了。"

（三）操作后的礼仪

1. 诚恳致谢

在护理操作顺利完成后，向患者致谢是护士良好礼仪修养的体现。感谢患者的积极配合、支持和理解，同时要让患者知道积极配合对身体的康复具有重要的意义。

2. 嘱咐安慰

操作完成后，护士应根据患者的病情给予亲切的嘱咐和安慰，这不仅是礼貌，也是护理操作中一项必要的程序。嘱咐是指操作后再次进行核对，了解患者的感受，看是否达到了预期的效果，并告诉患者相关的注意事项，而安慰则是对操作中给患者带来的不适给予亲切的抚慰和鼓励。

如：

护士："疼吗？"

患者："就扎针时有一点儿疼，你技术真好！"

护士："请您按压针眼 3～5 分钟以免出血形成血肿。谢谢您的配合。"

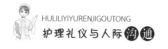
二、常用护理操作礼仪

护理操作中的良好礼仪修养，需要通过不断学习反复实践，方能逐步掌握，但不能千篇一律，应根据操作的具体要求和操作对象的不同灵活应用，要为每一个需要帮助的患者提供最优质的护理服务。

（一）体温、脉搏、呼吸、血压的测量

【病例】患者杨某，女，43岁，公务员，因泌尿系感染入院，护士为患者测量体温、脉搏，呼吸、血压。

1. 操作前解释

护士："杨阿姨，您好！我来为您测量一下体温、脉搏、呼吸和血压。这是入院的常规检查，也是为治疗您的疾病提供诊断依据。半小时内您喝过热水吗？"

患者："没有，喝热水对体温有影响吗？"

护士："是的，喝热水会使体温升高。好，我先给您测体温。"

患者："这我会，我自己来吧。"

2. 操作中的指导

护士："还是我来帮您吧，请您解开衣服，我要用纱布把腋下擦一下。"

患者："为什么要擦腋下呢？"

护士（微笑回答）："因为天热，腋下有汗水会影响测量的结果。"

患者："噢，明白了。"

护士："请您屈肘将体温表夹紧，测量10分钟后就可取出来看结果了。"

患者："原来测量体温还有讲究的，我在家里测量可没这么正规。哎呀，我没记时间。"

护士："您放心，我已看表计时了，请您不要动，我要给您数脉搏、呼吸。"

......

护士："您的脉搏、呼吸都正常，脉搏每分钟76次，呼吸每分钟19次。"

患者："我没有看你数呼吸呀？"

护士："我在数脉搏时，就已数过了，但我没有告诉您是因为怕您不自然，这样计数会更准确。现在给您量血压，请您把这侧袖子脱一下，请安静，别动。"

患者："听说测量血压得休息一会儿，是吗？"

护士："是的，您的血压正常，高压是118mmHg，低压70mmHg。"（看表）"时间到了请您把体温表给我。"（护士看温度计......）

患者："我体温正常吗？"

护士："您的体温是37.4℃，有点低热。"

3. 操作后嘱咐

患者："要紧吗？"

护士："您别着急，天气热，再观察几次。您要多喝水，这样对您的病情有很大帮助。您先休息，我一会儿过来看您。"

患者："我知道了，谢谢你！"

护士："不客气，这是我应该做的，我还得谢谢您的积极配合呢，再见！"

（二）口腔护理

【病例】患者王某，男，68岁，退休教师，因肠梗阻急诊入

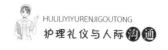

院，入院后禁食，行胃肠减压。目前生活不能自理，每日口腔护理2次。

1. 操作前解释

护士："王老师，您好！昨晚睡得怎样？肚子还胀气吗？"

患者："这几天都没有睡好，昨天插胃管后，肚子不那么胀了，晚上睡得还好。"

护士："那就好。您现在插着胃管，我今天要为您做口腔护理。"

患者："什么是口腔护理？"

护士："因为您现在身体比较虚弱，又插着胃管，起床漱口不方便，我来帮您漱漱口洗洗牙。这样可以清除口腔里面的病菌，防止口臭，另外还可以预防口腔炎症的发生，您也会感到舒适清洁。"

患者："怎么做？是不是很麻烦？"

护士："不麻烦，就像您平时刷牙一样，但不是用牙刷刷，而是用止血钳夹生理盐水棉球擦洗。您放心好了，我动作会很轻的。"

2. 操作中的指导

护士："王老师，请您把头稍向我这边侧一点，张开口，我看一下口腔。您有假牙是吗？我给您取下来清洗干净后放在冷开水杯中，这两天您不能吃东西，可以不用戴它，等您胃肠功能恢复后，开始吃东西后再戴上。请张开口，我给您擦洗口腔……很好，不舒服请告诉我……您配合得真好。"

患者："这假牙是我半年前配的，为什么要把它放在冷开水杯中？"

护士："因为把它放在热开水杯中，会使假牙变形、老化，您再戴上时会不舒服，甚至会损伤口腔膜而发生口腔溃疡或口腔炎。"

患者："哦，你不说我还不知道呢，原来这里面还有这么多学问，我记住了。"

3. 操作后嘱咐

护士："您现在感觉如何？"

患者："很舒服。"

护士："我下午再给您做一次好吗？"

患者："麻烦你了。"

护士："不麻烦，这是我应该做的。您休息，有事请按床头的呼叫器，我会随时为您服务的，再见！"

（三）灌肠术

【病例】患者张某，男，48岁，干部，因排便困难、便秘入院，遵医嘱给予大量不保留灌肠术。

1. 操作前解释

护士："张先生，您好！我是今天的当班护士王××，您就叫我小王好了。听说您经常便秘，这次有3天未解大便了，是吗？"

患者："小王，你好！是的，我已有3天未解大便了，肚子还有些胀气，胃口也没有原来好了。"

护士："是这样的，我现在遵医嘱给您实施灌肠术。"

患者："为什么灌肠？"

护士："您这次不是有3天未解大便吗，灌肠术的目的是刺激肠道蠕动，为您解除便秘，消除肚子胀气，让您感到舒适。"

患者："哦，明白了。插管疼吗？"

护士："不疼，就是插管时有一点儿胀，只要您配合我，一

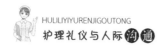

会儿就过去了，我的动作是很轻的，请您不要紧张。"

患者："我怎么配合你？"

护士："操作中我会告诉您的。"

2. 操作中的指导

护士：（关门窗，用屏风遮挡）"请您向左侧卧，尽量靠近床边，把裤子脱到膝部，膝关节弯曲。"

患者："真不好意思。"

护士："没什么，因为您是患者。"（插管）"就这样，您放松，很好……管子插好了，我开始灌液了，有什么不舒服请告诉我……"

患者："我现在有点想上卫生间。"

护士："深呼吸。很好。您能忍耐吗？"

患者："还可以。"

3. 操作后嘱咐

护士："好啦，您现在平卧，尽可能保留 5 ～ 10 分钟后再上厕所。您配合得真好。"

患者："为什么还要等 5 ～ 10 分钟后再上厕所？"

护士："这样有利于大便软化，粪便容易排出来。"

患者："我知道了，真不好意思，谢谢你！小王。"

护士："不用谢，您有什么需要可找我，再见！"

（四）皮内注射法（ID）

【病例】患者赵某，女，38 岁，教师，因手部感染入院治疗，患者需要抗感染治疗，遵医嘱做青霉素过敏试验。

1. 操作前解释

护士："赵老师，您好！遵医嘱给您做青霉素过敏试验。您用过青霉素吗？"

患者："没用过。"

护士："您对其他药物有过敏现象吗？"

患者："没有。"

护士："您家里有人对青霉素过敏吗？"

患者："也没有。"

护士："好的。我现在为您做青霉素过敏试验。"

患者："不用做了吧，听说皮试非常疼。"

护士："是这样的，为了您的安全，青霉素在使用前一定要做药物过敏试验。否则一旦出现过敏反应，就会危及您的生命。我注射时会很轻柔的，不会很疼的。"

患者："哦，原来是这样。那就做吧。"

2. 操作中的指导

护士："请您把手臂伸过来，不要紧张，放松……好了。疼吗？"

患者："不疼，你的技术真好。"

3. 操作后嘱咐

护士："是您配合得好，请您不要手挠局部皮肤，20分钟后观察试验结果。请您不要离开病室，以免发生意外。"

患者："好的，我记住了，谢谢您！"

护士："不用谢，有事请按床头的呼叫器，我会随时过来看您的，再见！"

（五）静脉输液法

【病例】患者杨某，男，58岁，驾驶员，因急性上呼吸道感染入院，遵医嘱给予抗炎（输液）治疗。

1. 操作前解释

护士："杨师傅，您好！您是昨天入院的，昨晚睡得好吗？"

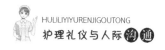
患者："这几天都没有睡好，昨晚睡得还好，咳嗽比昨天好些了。"

护士："那就好，今天继续输液治疗。您需要上卫生间吗？"

患者："不用了，刚去过。"

2. 操作中的指导

护士："好的，请您把手伸出来。您的血管很好，我会一针扎上的，不用担心。"

患者："没事的，请放心扎。"

护士："请您握紧拳头……好了，疼吗？"

患者："扎针时有一点疼，现在不疼了，昨天也是一针就扎上了，你们的技术真好。"

3. 操作后嘱咐

护士："谢谢您的配合，我把针头固定好，活动时要尽量小心，不要碰到针头，否则又得重扎。输液滴速已调节好了，每分钟35滴。"

患者："不能快些吗？为什么要每分钟35滴，这还有讲究？"

护士："是的。速度的调节要根据患者的病情、药物性质、年龄来进行调节的，听说您心脏不好，调慢些对您的心脏有好处。太快了会增加心脏的负担，对心脏不好的患者会有危险。"

患者："噢，明白了。非常感谢你。"

护士："不用谢，您还有什么需要帮助吗？"

患者："没有了。"

护士："那好，您休息，有事请按床头的呼叫器，我会来看您的，再见！"

（六）吸痰法

【病例】患者江某，女，74岁，退休工人，因急性肺炎入院，患者呼吸困难，痰音明显，给予吸痰。

1. 操作前解释

护士："江大娘，您好！因为您肺部感染，喉头的痰液很多，您又不能自己咳出来，导致呼吸不畅。我现把您喉头的痰液吸出来，您就舒服了。"

患者："听说吸痰很难受的？"

护士："有那么一点，但只要您配合好，很快就过去了，我的动作会很轻柔的。如果不把您的痰吸出来，肺部的感染会加重，呼吸也会越来越困难。另外吸痰还可以刺激您咳嗽，促进排痰。"

患者："好的，你吸吧。"

2. 操作中的指导

护士：（调节吸引负压 40.0 ~ 53.3kPa，查管通畅，关闭负压）"请您张口。"（将吸痰管轻放入口腔，即刻打开负压，快速螺旋转上提吸痰管）"很好……再来一次，很好……好了。您真棒。现在感觉如何？"

3. 操作后嘱咐

患者："吸痰时确实有些难受，但不像别人说的那么害怕，我现在感觉呼吸顺畅多了，人也舒服多了。"

护士："谢谢您，这主要是您配合得非常好。您休息，有事我会随时过来看您的，再见！"

（七）氧气吸入法（鼻塞法给氧）

【病例】患者高某，男，65岁，退休工人，因支气管哮喘入院，患者呼吸困难，给予氧气吸入治疗。

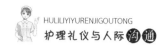
1. 操作前解释

护士："高大爷，您好！我看您呼吸不畅，喘得厉害，我给您吸点氧气，这样你会感觉舒服些，好吗？"

患者："吸氧气插管太难受，胶布固定在鼻子上也不舒服，不用了。"

护士："您不用担心，现在吸氧很方便，用的是鼻塞法，不用胶布固定了，也就是后面有固定带，可调节松紧，只要套在头上就行了，很方便的。"（实物演示）

患者："好吧。"

2. 操作中的指导

护士："您躺好，为了您氧气吸入顺畅，我先用湿棉签清洁您的鼻腔……氧气流量调节好了，来，我帮您插上鼻塞，松紧合适吗？"

患者："有点松……"

护士："好的，我再给您调整一下，您的头稍微抬一下……现在可以了吗？"

患者："现在可以了。"

3. 操作后嘱咐

护士："谢谢您的配合，现在感觉如何，好些了吗？"

患者："现在感觉胸口不那么难受了，就是鼻子有东西不是那么舒服。"

护士："不要紧的，刚开始您还不适应，过会儿就会舒服一些的。"

患者："谢谢你！"

护士："不用谢，现在给您吸氧了，为了您的安全请家属不要在此吸烟，也不要调动氧气开关。我会随时过来看您的，谢谢您的配合与理解，您安心休息，再见！"

思考：

1. 门诊护士接诊时应注意哪些方面的礼仪？

2. 怎样礼貌地帮助患者办理入院手续？

3. 护士应以哪些礼仪行为对待住院和出院患者？

4. 怎样礼貌地对手术患者进行术前疏导、术中关照和术后安慰？

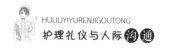

第四章　护理工作中的语言沟通

案例分析：

陈先生，35 岁，农民工，在建筑工地被突然弹出的钉子击中眼睛，当场鲜血直流，立即被送往医院。经确诊他的右眼完全失去视力，现在病情已稳定，但是还要接受两次手术，可现在公司与投资者都拒绝付钱。陈先生悲痛欲绝，多次想要自杀。

分析：如果你是责任护士，你该如何与陈先生沟通？

语言沟通是人们运用语言来表情达意、交流信息的沟通行为。良好的语言沟通能增进人们彼此之间的了解和信任，有助于创造和谐的人际关系。

从整体护理的实践来看，护士与人沟通的时间约占其工作时间的 70%，而用于分析、处理问题的时间仅占 30%，可见护士与患者的沟通在护理工作中占有十分重要的地位。

第一节　护理语言沟通的类型和方式

护士在为患者提供各种服务的过程中，随时伴有语言的沟通，如通过语言沟通收集资料从而进行护理诊断；通过语言沟通取得患者对护理干预的理解与合作；通过语言沟通对患者进行卫生健康宣教等。可见，语言沟通是护理工作人员常用的沟通方式，是护士为患者解决健康问题的重要手段。

一、护理语言沟通的类型

护理语言沟通不仅包含了一般性语言沟通的特征，还具有明确的专业目的性，即为患者减轻痛苦、促进康复或预防疾病。沟通内容可以是非常广泛的，涉及生理、心理、社会、经济、文化等各个方面，但这些内容都与健康、疾病有关。根据沟通的目的，可将其分为两种类型。

（一）评估性沟通

评估性沟通的主要目的是获取或提供信息，沟通双方所关注的是信息的内容，较少强调关系和情感。因此，这种沟通要在双方关系融洽的条件下方能顺利进行。

护患之间的评估性沟通是护士收集患者健康信息的过程，包括患者的既往健康问题，目前的健康状况，遗传史、家族史，患者的精神、心理状况，住院的主要原因，护理要求，生活习惯及自理能力等。这些信息可以为确定护理诊断、制定护理计划提供依据。护士在这种沟通中也可以向患者提供信息，如自我介绍、医院环境和规章制度介绍等。

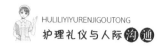

（二）治疗性沟通

治疗性沟通的主要目的是为患者解决健康问题，是护士向患者提供健康服务的重要手段。治疗性沟通侧重于帮助患者明确自己的问题，克服个人的身心障碍，从而达到减轻痛苦、促进康复的治疗性目的。因此，在沟通中特别强调支持性的关系。在有效的治疗性沟通中，患者受到鼓励，能自如地表达个人的思想和感情，从而在护士的帮助下，对以往的经历产生新的认识，找出新的解决健康问题的办法，并以积极的态度和方式对待困难。与医师治疗疾病相比，护士更多的是依靠治疗性沟通为患者服务。治疗性沟通有两种基本形式。

1. 指导性沟通

指导性沟通是指由护士（指导者）向患者（被指导者）指出问题发生的原因、实质，针对患者存在的问题提出解决办法，让患者执行。指导性沟通的特点是可以充分发挥护士的专业知识水平。由于沟通时协商和协调的时间较少，因此其优点是沟通进程较快，节省时间。其缺点是患者主动参与较少，只能处于被支配地位，如果护士提出的建议和方法不符合患者的实际情况，或与患者的观点、习惯、文化传统等不一致，便会增加患者的心理压力，甚至造成伤害。所以运用指导性沟通的前提是对患者的基本情况（包括心理状况、文化背景、习惯爱好等）十分清楚，在确认对患者有利的情况下方可使用，或者在目标简单明确、涉及范围小的情况下也可以使用。

2. 非指导性沟通

非指导性沟通是一种商讨性的沟通。其基本观点是承认患者有认识和解决自己健康问题的潜能，鼓励患者积极参与治疗和护理过程，主动改变过去对自身健康不利的行为方式。在非指导性沟通中，患者与护士处于较平等的地位。患者有较多的主动权，感到自己受到尊重，参与了决策，因而能积极并自觉地按照决策去实施，主动改变行为方式以利健康。另外，通过护患双方商讨或沟通，决策错误的机会也较少。非指导性沟通的唯一缺点是比较费时，在工作累忙的情况下较难实行。

在临床实际工作中，评估性沟通与治疗性沟通不是互不相关、截然分开的，而是相互渗透、密不可分的。如护士在与入院患者进行评估性沟通时，同时对患者进行入院指导；在与患者进行有目标的治疗性沟通（如心理护理）时，同时也可获得新的信息。

二、护理语言沟通的方式

（一）个别沟通与小组沟通

根据参与沟通的人数，护理语言沟通可分为个别沟通和小组沟通。

1. 个别沟通

个别沟通是仅限于两人之间，在特定环境下（即没有其他人在场）所进行的信息交流。一般是两个人就某些问题相互讨论、商量研究。由于沟通人数少，所以沟通内容是第一重要的。沟通常常有一个主题，需要沟通双方就某个问题做出适当的反馈，如目光接触、耐心倾听、适当发问并阐明自己的看法和观点，使彼此互为信息的形成者和接受者。

2. 小组沟通

一般是指较多的人，三人或三人以上的沟通。如学校里老师组织学生成立的学习讨论小组，医院为某患者成立的医护小组，护士为患者成立的某病种联谊小组，病房中手术前后患者自发组织的对手术评论的临时沟通小组等。由于参与沟通的人较多，所

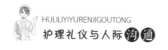

以主题不易把握，谈话的内容易受干扰。若谈话的目的性较强，沟通前需选择一定的时间、地点或做一些必要的准备，才会使沟通获得成功。由于小组沟通受一些条件的限制，故较难使两个人之间的关系向纵深发展。

参加小组沟通的目的是了解自己和别人的情感及其他信息，因此，要学会怎样细心地倾听，怎样有效地交流。许多人自发地参与小组沟通，是因为他们有些特殊的困扰想通过小组沟通得以解决，如："我的病为什么总不见好？""他们的病为什么好得比我快？""还有什么其他的好办法？"简言之，很多人通过小组沟通来更多地了解自己和周围的信息。

有组织的小组沟通一般在开始时就安排一个组织者。由于沟通的人数相对较多，所以并不是处于小组中的每一个成员都能积极参与，即有些人甘做"倾听者"，这时就需要组织者善于采取各种有利于沟通的方式来激发大家的参与热情。

（二）口头沟通、书面沟通和电讯沟通

根据语言的表达形式，护理语言沟通可分为口头沟通、书面沟通和电讯沟通三种形式，其中口头沟通在护理工作中应用最为广泛。

1. 口头沟通

指采用口头语言的形式进行沟通。由于沟通双方都在彼此的视觉范围内，同处于一个空间，可以借助身体、表情、手势等非语言沟通方式的帮助，使沟通双方尽可能准确、完整地表达和理解各自的意思，使沟通达到或基本达到预期的目的。交谈是护理工作人员主要的语言沟通方式，我们常说的语言沟通即指交谈。此沟通比较亲切而富有弹性，反馈迅速而直接，有利于双向沟通，是所有沟通形式中较为直接的交流方式。如护士收集资料进行护理评估、确定护理目标、制定护理计划、实施护理措施时都需要与患者交谈。另外，为了解决患者的健康问题，护士还需要与医师、检验师、营养师、患者家属及亲友等进行交谈以完成护理任务，达到护理目标。

2. 书面沟通

指运用文字进行的信息传递，包括护理文书、记录、书信、合同、协议等，其特点是比较准确、详尽，具有权威性，常可作为法律依据，具有备查功能，便于永久保存。

3. 电讯沟通

通过电子媒介进行的沟通，包括电话、电子邮件、上网沟通等。由于通过电子媒介，所以不算口头沟通，也不完全同于书面沟通。其中，电话沟通偏重于口头沟通，电子邮件偏重于书面沟通，而上网聊天则介乎两者之间。

随着电子科技的飞速发展，电讯沟通越来越方便，也越来越普遍，尤其是电话沟通。护士对患者的健康指导，患者向护士进行疾病或心理的咨询，在许多情况下是用电话沟通的方式进行的。由于沟通的空间扩大了许多倍，使沟通双方都远离彼此的视觉范围，信息的传达完全倚仗各自的谈吐，电话的声音代表了你的全部。因此，要想让电话传达一个积极的、美好的形象，就应该在电话沟通时，力求声音清晰平和，不论你当时的心境如何，不管你当时是否正忙得不可开交，都应该始终采取热情、温和、真挚的态度接电话。

第二节　护士应具备的语言修养和沟通技巧

语言可以反映出一个人的文化素养和精神风貌，无疑也是护

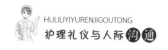

士综合素质的外在表现。护士在工作中，经常与众多不同年龄、性别、职业、社会地位、文化修养的人打交道，其语言修养和沟通技巧不仅会影响护士的人际关系，也关系到护士在人们心目中的形象。作为护士，我们不仅需要掌握扎实的专业知识和技能，更要具备一定的语言修养、人际沟通的能力和技巧。

一、护士应具备的语言修养

护士良好的语言修养有利于患者对其产生信任感，有利于患者的真情流露，有利于护理目标的实现。因此，护士的语言修养甚为重要。

（一）语言的规范性

1. 语义要准确

收到的信息与发出的信息相同时，沟通才是有效的。人们用语言表达某一事物时，含义准确才能正确传递信息。"说得恰当要比说得漂亮更好"（语言学家格拉西安）。因此，护士在与患者沟通时，应用词准确、恰当，简洁明了。

2. 语音要清晰

语言本身是声音的组合，说话是让他人听的。要想清晰地交流信息、沟通思想感情，首先要让对方听得清、听得懂。因此，护士应讲普通话，要注意训练自己的语音，力求发音正确、吐字清晰。

3. 语法要规范

语言要符合语法要求，不能任意省略颠倒。如液体快输完了，巡视病房的护士对治疗护士喊叫"小张快来，3床快完了！"让他人听到一场虚惊。作为护士，还要特别注意语法的系统性和逻辑性，不论是向患者或家属交代事情，还是报告工作，反映病情，都应把一件事情的开始、经过、变化、结局说明白，不能颠三倒四、东拉西扯。

4. 表述要口语化

护士与患者进行交流时应尽量使用患者易懂的口语化语言，避免因使用患者难以理解的医学术语或医院常用的省略语而引起误解。举例如下。

护士："你有无尿路刺激症状？"

患者："什么叫尿路刺激症状？"

护士："就是尿频、尿急、尿痛嘛！"

患者："什么叫尿频？"

护士："就是排尿次数多。"

患者："什么样是次数多？"（仍然不解）

另外，护士最好熟悉一些方言，以减少交流中的困难，方便与患者交流信息和沟通思想感情。

（二）语言的治疗性

语言是神经系统的特殊刺激物，具有暗示和治疗功能，影响着人的健康。护士良好的语言能给患者带来温暖，帮助患者树立战胜疾病的信心，从而促进治疗。而刺激性语言则能扰乱患者的情绪，甚至引起病情恶化。正像西方医学之父希波克拉底所说："医学，有两件东西可以治病，一是语言，一是药物。"因此，护士在与患者沟通时，应时刻注意如何增强语言的治疗作用。护士在患者面前的每一句话都应该是礼貌、诚挚、关心、体贴的，每一句话都应该对患者的康复起到良性影响，为患者创造一个利于康复的良好环境，以达到治疗目的。护士的语言只能治病，不可致病。

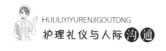
（三）语言的原则性

大医孙思邈曾说过："人命至重，贵于千金，一方济之，德遍于此。"医护工作责任重大，一言一行都需谨慎。因此，在护理实践中，护患沟通要遵循一定的原则，如以患者为中心、以目标为导向的原则，平等尊重、亲切友好的原则，因人而异，灵活应变的原则，适当保密的原则等。

二、护士应具备的沟通技巧

护士掌握一定的语言沟通技巧，有助于成功地与患者进行交流，建立有效沟通。以下是一些常用的沟通技巧。

（一）开场的技巧

俗话说："万事开头难。"一个合适的开场白总能为人际关系撒上一缕阳光，温暖彼此的心。护患间的语言沟通也是如此，开场的好坏是决定这次沟通是否顺利进行，能否达到沟通目的的关键因素。"良好的开端是成功的一半。"对于如何找到打开话匣子的钥匙，不可不知，不可不学。

患者对护士的第一印象将深深地影响护患关系及护患沟通的结果。如果护士在沟通之初即营造出一个温馨的氛围以及表示接受的态度，会使患者开放自己并坦率地表达自己的思想情感，使沟通顺利进行。因此，护士在沟通开始时应注意提供支持性语言，真诚地关心患者，以信任和理解来减轻患者的焦虑，这样沟通比较容易开始。首先，护士应有礼貌地称呼对方，介绍自己；其次，应向患者说明本次沟通的目的和大致需要的时间，告诉患者沟通中收集资料的目的是制定护理计划，告诉患者在沟通过程中，希望他随时提问。

年轻护士，特别是护生，常因缺乏开场的艺术，难以找到合适的话题而不愿意与患者沟通。如何很自然地开始沟通，可根据不同情况采取下列方式。

（1）问候式。如："您今天感觉怎样？""昨晚睡得好吗？""你觉得饭菜合口味吗？"

（2）关心式。如："这两天来冷空气了，添点衣服，别着凉了。""您想起床活动吗？等会儿我扶您走走。"

（3）称赞式。如："您今天气色真不错。""您真不简单，能读懂这么难的书。""您的手真巧。"对儿童可多用夸赞式。

（4）言他式。如："这束花真漂亮，是您爱人刚送来的吧。您的化验结果明天才能出来。"

这些开场的技巧既可以使患者感受到护士的关心爱护，又可以使患者自然放松，消除紧张戒备的心理，此时便可自然地转入主题。相反，若护士一见面就说"你看上去没什么病似的，怎么来医院的？说说，你哪儿不好？"这样的开场话可能给患者以不良刺激。

另外，开场的使用一定要注意符合情境习惯，不可随心所欲。如中国人见面常问："您正忙什么呢？"这其实只是一种形式上的问候，回答与否并不重要，但是在西方则被看作：不是问得无聊，就是有意窥探别人隐私。因此，如护士在涉外病房工作，沟通时要注意做到"七不问"，即不问年龄、不问婚姻、不问收入、不问住址、不问经历、不问工作、不问信仰。如因护理需要，确实需患者提供其中某项信息时，要向患者说明原因。

（二）提问的技巧

在护患沟通中，提问是一种重要的沟通方式。护士恰当地提出问题，能够引导、鼓励患者提供正确、有效的信息，有助于护士准确收集资料，科学进行护理评估，有助于护患之间和谐关系

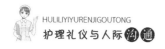

的建立。

1. 提问的形式

提问一般分为开放式提问和封闭式提问两种类型。

（1）开放式提问：是一种不限制回答者应答范围的提问方式，常用"为什么""能否"等提问词语。其优点是可诱导对方开阔思路，鼓励其说出自己的意见、想法和感受，有利于更多地了解患者的想法、情感与行为，从而进一步发展谈话。如："明天您就要动手术了，您有什么想法和要求吗？我们会尽力帮助您的。"其缺点是占用时间长，容易偏离主题。

（2）封闭式提问：是一种将患者的应答限制在特定范围内的提问方式，只要求应答者回答"是"或"不是"、"有"或"没有"等。其优点是患者能直接坦率地做出回答，护士因此可以在短时间内获得大量信息。如对一位刚入院的患者采用这种提问方式，很快就可以了解到患者的年龄、职业、文化程度、婚姻状况以及过去是否做过手术等，时间效率很高。其缺点是患者回答问题的自由空间小，限制了对方的思路和自我表达，缺乏自主性，不利于沟通的发展和深入进行。

2. 提问的技巧

提问时应注意以下常用的技巧。

（1）善于组织提问内容。提问应紧紧围绕主题，不要漫无边际地提问。所提问内容应注意少而精，并适合患者的理解水平，尽量将术语解释清楚。

（2）注意提问的时机。在沟通中遇到某一问题未能获得明确解释时，应在等待对方充分表达的基础上适时提出问题，避免过早提问打断对方思路而显得没有礼貌或过晚提问产生误解。

（3）注意提问的语气、语调、句式。提问也可以说是询问，不应是冰冷的、突如其来的，提问时应注意语气柔和、语调适中、句式协调，否则很容易引起患者的反感，影响沟通效果。如护士询问患者："您感觉哪里不舒服？"这样会让患者感觉很温暖；"肚子痛吗？没办法，忍忍吧。"这种态度就会让患者感觉不舒服。

（4）避免诱导式提问。要避免诱导式的提问，这样难以收集到真实资料，因为患者很容易受到你的诱导，或者为了迎合你的心意而不说出真实情况。要避免提问一些不愉快的问题，也不要借助提问强迫患者同意自己的观点。

（三）倾听的技巧

倾听是指沟通者全神贯注地接收和感受对方在沟通中所发出的信息（包括语言和非语言信息），对信息全面理解并做出积极反应的过程。良好的倾听是高效沟通的基础，善于沟通的人首先必是个善于倾听的人。《语言的突破》一书的作者戴尔·卡耐基曾经说过："当对方尚未言尽时，你说什么都无济于事。"这句话告诉我们，无论是想和他人进行良好的沟通，还是想有力地说服他人，首先我们要学会积极地倾听别人的话语。那么，怎样才能成为一名积极的倾听者呢？护士在护患沟通中应努力做到以下几点。

（1）做好充分准备，安排合适的时间、场所去倾听患者说话，尽可能地排除外界干扰。

（2）注意礼貌，不要表现出冷淡或不耐烦，不要随意打断患者的讲话，要耐心地听患者的讲话听完整。歌德说过这样一句话："对别人述说自己，这是一种天性；认真对待别人向你叙述他自己的事，这是一种教养。"

（3）集中精力，专心倾听，不让无谓的事情打断你的注意

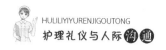

力，把注意力集中于说话人的身上，要心无二用。忌"左耳进，右耳出"。专注不仅要用耳，而且要用全部身心，不仅是对声音的吸收，更是对意义的理解。

（4）全面观察对方，注意患者所表达的非语言信息，善于理解其言外之意、弦外之音。

（四）反应的技巧

沟通过程中的反应是指护士接收到患者的信息后所表现出的态度、意见或行为，应是护士表明自己关注患者讲话的一种方式，它伴随倾听过程的始终。

1. 良好的反应

护士良好的反应是：让患者感到安慰、有希望，不丧失信心，感到护士是尊重和重视自己的。具体应注意以下几点。

（1）保持思维同步。即护士的思维速度要与患者的谈话速度相适应，不应过于超前，也不应过于落后。如果护士注意力不集中，谈话过程中总是让患者重复，既耽误了时间，又伤害了患者的自尊心，最终失去患者的信任，不利于良好护患关系的建立。

（2）不要急于下定论。一般人很少在谈话之初就说出他们真正的重点问题，通常需要时间去想一想他们要说的，以表达出真正令他们困扰的问题。所以，一个好的谈话者应该努力弄清对方的全部谈话内容，在没有完全明白对方的意思、真正把握对方的感受之前不要急于下定论，否则会使沟通失败。

（3）语言具体明确。患者在倾诉的过程中可能会提出一些疑问，护士对疑问的回答应具体明确。如"根据你的情况，你要注意调节饮食，多吃点有营养、易消化的食物，晚上注意早点休息，不要熬夜。既然已经来到医院，就请安心静养。"一般这样的回答，可使患者的情绪稳定下来。

（4）不做虚假保证：过于肯定、热情的许诺虽然能鼓舞患者，但也容易使其产生疑虑，增加心理负担，甚至埋下护患纠纷的隐患。因此护士应注意把握谈话的分寸，不做虚假保证。

2. 不当的反应

在护患沟通过程中，不当的反应有如下几种。

（1）过于抽象和一般的回答，如："你说的情况我们再研究研究。""你放心，你的病不要紧，很快就会好的。"

（2）过于直率和不适当的坦诚，如："你的病看来很重，不一定能治好，你要有思想准备。""你的病我们这里没有办法，你再到别处治治吧！"

（3）过于肯定而不留余地，如："你的病不出半个月就能治好！"

（4）过于超前和过分的反应，如当新入院患者向护士诉说其对住院的担心时，护士在彼此还不了解的情况下说："你住进医院，我们就是一家人，您就是我的长辈，我就是您的女儿。"这样的话对于一个十分陌生的患者来说是难以接受的。

（五）移情的技巧

如果一个人不能很好地理解别人，体验别人的真实情感，就无法使自己的交往行为具有合理性和应对性。因此，移情是沟通人们内心世界的情感纽带，是建立护患关系的基础。

1. 移情在护患沟通中的作用

移情在护患沟通中具有以下作用。

（1）移情有助于患者自我价值的保护．在医院里患者有很多心理和生理的需要，其中最强烈的社会心理需要就是被人理解。但是，医疗护理机构的非人格性质使患者的这种需要很难实现。许多因素（如可利用的时间、先进的技术、人员短缺、讲究效率

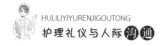

等）均妨碍和阻止医护人员给患者以足够的关心。因此，护士表达移情可帮助患者满足他们的心理需求，使患者摆脱那种人们生病时常有的被否认、被孤立的感觉，让患者感到自己的存在，感到与他人有联系，可增加患者的自尊感，减轻孤独的感觉。

（2）移情有助于提高患者的自我控制能力。住院期间的患者都要面对疾病的折磨，心理压力较大，尤其病情严重时，言语、行为常常过于激动。如果护士酌情地倾听患者的诉说，有助于患者通过表达自我感情进行自我调节，减少患者对他人的依赖感，提高自我整治能力。

（3）移情有助于提高护患沟通的准确性。在护患沟通中，如果护士不能很好地理解患者、体验患者的真情实感，就无法使自己与患者的交往行为具有合理性与应对性，就不能真正体现"以患者为中心"的工作目标和要求。护士只有通过移情，在体验到患者情感状态的前提下，才能准确地理解思考传递的信息。如作为家长，如果能够很好地体会到孩子考试失败后害怕被责骂的心理，就能够理解为什么孩子的目光总躲着自己，并且不愿意和自己在一起；作为护士，如果能够很好地体会到患者患病后的心情，就不会责怪患者有时表情冷漠、顾虑重重或说话简单生硬了。

2. 移情的层次

护士的移情包括三个层次：①让患者感觉到你的关注与聆听；②意识到自己该做出什么样的反应；③准确表达这种反应。表达公式为："因为……所以你觉得……""因为治疗有进展，所以你很高兴。"

3. 移情的注意事项

护士与患者沟通中的移情应注意以下几点。

（1）清除头脑中的私心杂念，以热情和真诚的态度有意识地关注患者。护士可以自我询问："对方想让我知道什么？对方的目的是什么？"利用观察、语言表达和非语言行为来了解患者的经验和感觉，理解对方的语言和非语言信息。

（2）做出准确移情反应。用心体验，准确表达出对方的感觉和体验，不能夸大或缩小对方的感情，细微差别和强烈程度都需要表达出来。

（3）移情不等于同情，尽管这两个词常被互用，但它们的含义有着根本的区别：同情是对他人的关心、担忧和怜悯，是面对他人困境时自我情感的表现。而移情是从他人的角度感受和理解他人的感情，是分享他人的感情而不是表达自我情感。作为护士，移情的焦点是患者，是从患者的角度来观察世界。

（4）检验移情反应是否有效：护士可通过反应、改述、澄清等沟通技巧来证实自己的感觉是否正确，移情的表达是否恰当。

（六）阐释的技巧

阐释即阐述观点、进行解释。患者来到医院会有很多问题或疑虑希望得到医护人员的解答，如诊断、治疗的反应，病情的严重程度，预后及各种注意事项等，这就需要护士运用阐释技巧予以解释，为患者提供新的思维方法，使其重新认识问题，从疑虑困惑中走出来。其实，这种阐释也是一种开诚布公，更是一种直截了当的沟通过程。

1. 阐释的应用

阐释的应用包括四个。

（1）解答患者的各种疑问，消除不必要的顾虑和误解。

（2）护士在进行护理操作时，向患者阐述并解释该项护理操作的目的、注意事项等。

（3）护士以患者的陈述为依据，提出一些看法和解释，以帮

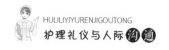

助患者更好地面对或处理自己所遇到的问题。

（4）针对患者存在的问题提出建议和指导。

阐释较多地用于治疗性沟通中：如有一名冠心病患者得知诊断后悲观绝望、灰心焦虑，认为心脏病不可治，怕这怕那，尤其怕突然死亡而不敢活动。护士了解了他的想法，在对他的心情表示理解和关心的基础上，进一步向他阐释了冠心病的发病机制和治疗方法，指出其危险性的一面，但也指出危险的发生是可以预防的，休息是相对的，活动是必要的，冠心病患者仍然可以在一定范围内正常生活和工作等。并与患者一起制定康复计划，使患者重新认识了疾病，纠正了原有的错误看法，积极投入到治疗和康复活动中。

2. 阐释的技巧

阐释的基本技巧有如下五方面。

（1）尽可能全面地了解患者的基本情况。

（2）尽力理解患者发出的全部信息内容和情感。

（3）将需要解释的内容用通俗易懂的语言阐述给患者，尽量使自己的语言水平与对方的语言水平保持接近，避免用患者难以理解的医学术语。

（4）用委婉的语气向患者表明观点和态度，对护士的观点和想法，患者有选择和拒绝的权利。如可用下列语言以求对方的反应："我这样说对吗？""我的看法是……不知对不对？"你这样做行吗？"等。

（5）整个阐述过程要使患者感受到关切、诚恳、尊重。

（七）沉默的技巧

沉默是指沟通时倾听者对讲话者在一定时间内不做语言回应的一种沟通技巧。表面上看沉默没有声音，但实际上是声音的延续与升华，是一种超越语言的沟通方式。

1. 沉默的意义

从表面上看沉默是声音的空白，但实际上是内容的延伸与升华。沉默既可以是无言的赞美，也可以是无声的抗议；既可以是欣然默认，也可以是保留己见；既可以是威严的震慑，也可以是心虚的流露；既可以是毫无主见、附和众意的表示，也可以是决心已定、不达目的决不罢休的标志。当然，在一定的语境中，沉默的语义是明确的。

在护患沟通过程中，护士适当的沉默可以表达深切的尊重和同感，也可以给护患双方创造思考和梳理、调整思绪的机会。当护士以温暖、平和的神态沉默时，对患者来讲是一种无声的安慰，会令患者感到亲切、善解人意，起到无声胜有声的作用。

2. 沉默的作用

在护患沟通过程中，选择适当时机使用沉默的技巧，常可以起到如下作用：①给患者时间考虑他的想法和回顾他所需要的信息或资料；②给护士一定的时间去组织进一步的提问及记录资料；③使患者感到你是在真正用心地听他讲述；④有助于患者宣泄自己的情感，使患者感到你能理解他的情感，他的愿望得到尊重。

当患者因情绪受到打击而哭泣时，护士保持沉默是很重要的。如果护士过早地打破沉默气氛，可能会影响患者内心强烈情绪的表达，使得他们可能压抑自己的情感，而以不健康的方式将其宣泄出来。

许多护士在患者沉默时可能感到不自在，但作为帮助者的护士，又必须学会使用沉默的技巧，能适应沉默的气氛。不要以为在所有的时间里都必须说话。此外，护士也可以允许患者保持沉默，护士可以对患者说："您如果不想说话，您可以不说。您如

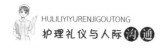

果不介意，我愿意在这里陪您待一会儿。"

3. 沉默的注意事项

护士在运用沉默技巧时，应注意以下几点。

（1）鉴别沉默的性质。不要怕沟通过程中出现沉默，当患者出现沉默时，要学会鉴别患者思考性的沉默与对抗性的沉默，以便采取不同的应对策略。

（2）掌握沉默的时机。恰当地运用沉默，尤其是患者在情绪激动时，会让患者感觉到护士是在认真地听，在体会他的心情，与其"心有戚戚"。

（3）配合非语言沟通。沉默的同时可以用眼神、点头等动作鼓励患者整理思绪，选择措辞，继续倾诉。

（4）把握沉默的时间。不合时宜的冗长沉默可称之为"沉闷"，会令人尴尬、茫然不知所措，患者可能会有一种不被尊重的屈辱感，这样会极大地破坏护患关系；过短的沉默则可能打乱患者的思考，阻碍有效沟通。护士要善于把握沉默的时间，在适当的时候需要打破沉默，让患者感觉到你在认真体会他的心情而不是走神想其他的事情。打破沉默可用如下方法："您是不是还有话想说？（稍做停顿）如果没有，我想和您再讨论一下手术后的其他问题。""您怎么不说话了？您能告诉我您现在正在想什么吗？"当患者在话说到一半突然停下来时，护士可以说："后来呢？""还有呢？"或重复其在前面所说的最后一句话来带动他继续说下去。

（八）鼓励的技巧

在护患沟通中仅仅是投入地倾听是不够的，还要鼓励患者表达或进一步说下去。正确地启发和恰当地鼓励更能帮助你达到目的。护患沟通中适时的鼓励对患者来说是一种心理支持，对调动患者的积极性，增强抗争疾病的信心非常重要。护士可以根据不同情况鼓励患者对疾病的预后充满信心，激发起战胜疾病的坚强意志。

如对新入院的患者说："您要有信心，我们这里经常治这种病，老李的病比您重得多，现在都好转了，只要您配合治疗，您的病也非常有希望！"对病程中期的患者则说："治病总得有个过程，您再坚持下。"对即将出院的患者可以说："出院后要稍加休息，您肯定能做好原来的工作！"

三、护理工作中的礼貌用语

"良言一句三冬暖，恶语伤人六月寒。"傲慢无礼的言语常会伤害对方的感情，而文明礼貌的言语常使人如坐春风。随着人们物质生活水平的提高，社会也越来越提倡文化和精神修养。礼貌语言是文化修养和精神文明的反映，护士礼貌用语反映护士的文化修养。护士在临床观察和治疗时，时刻离不开与患者语言的沟通，常言道："赠人以言，重于珠玉；伤人以言，重于剑戟。"护士美好的语言可对患者产生积极的治疗作用，因此，护士应尊重患者，多使用文明礼貌的语言、体贴关怀的态度调节患者的情绪，要"请"字当先，"谢"不离口，常说"对不起"。避免使用刺激性和破坏性语言，以免加重患者的心理负担，使病情恶化，而导致护患关系紧张。

为显示护士对患者人格的尊重，护理服务中要做到"七声"：患者初到有迎声，进行治疗有称呼声，操作失误有歉声，与患者合作有谢声，遇到患者有询问声，接电话时有问候声，患者出院有送声。这些文明礼貌语言加上温柔的语音一出口，听起来使人感觉亲切自然，富有感染力。患者听后感到轻松愉快，有利于患

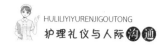
者接受治疗和护理，同时使护患关系更亲近。

以下是护士常用的礼貌用语：

您好！请坐！请走好！请稍后！对不起！没关系！别客气！

请问您哪儿不舒服，需要我帮助吗？

您有什么不清楚，我可以为您解释。请不要着急，慢慢讲！

别着急，我马上就来。对不起，让您久等了。请稍候片刻，我马上为您检查（治疗、办理）。

请依次排队等候。这是医院的规章制度，请您合作。

请不要着急，这样对您的康复不利。

实在对不起，今天机器坏了，我们正在抢修。

您提的意见很好，我们一定会认真改进的。

感谢您对我们工作的理解和支持。请多提宝贵意见。祝您早日康复！

四、护理工作中的用语禁忌

护士要注意语言沟通中的用语禁忌，如下：

（1）过多使用专业术语。过多地使用专业术语会使患者理解困难，产生沟通障碍。如护士对一位服用强心类药物的肾炎患者进行症状评估，护士询问其有无不良反应时，例如问"您有黄视和绿视吗？"就不如问"您觉得看东西是黄颜色或者是绿颜色吗？"您眼前发黄发绿吗？"更容易使患者理解。

（2）说话含糊其词。对患者的询问闪烁其词、含含糊糊，会影响信息的准确性，增加患者的思想负担。如"我不清楚，你问医师去吧！"或者"做有危险，不做也有危险，你自己看着办吧！"都是不负责任的回答。

（3）语调冷漠。语调冷漠生硬，对患者缺乏必要的解释和说明，会使患者处于拘谨、压抑的状态，不利于其身体的康复。

（4）语速不当。语速太快会影响语言的清晰度，患者听不清、记不住；语速太慢又常引起患者的怀疑，使其害怕病情被隐瞒，无端地增加心理负担。

（5）方式欠灵活。护士在沟通中采用的方式千篇一律，不能以人为本、因人而异，导致沟通效果不理想。实际上不同性别、不同年龄、不同心理状态、不同文化、不同民族的患者采用的沟通方式都可以不一样。如对待老人要关怀温柔体贴，像亲人、儿女；对待小孩子则要柔声细语，像姐姐、阿姨。

（6）态度不坦诚。护士对患者不讲真话、不守诺言，其结果是人为地破坏了护患间的信任关系，影响了相互合作。

第三节　语言沟通的过程和要求

一、语言沟通的过程

语言沟通是一个完整的过程，一般要经过准备、启动、展开、结束四个阶段。

（一）准备阶段

护理专业性交谈是一种有目的的交谈，是打开与服务对象沟通的第一扇大门，能进一步收集资料，从而为有效沟通交流奠定基础，这并非一件容易的事情。Kris Cole 曾经说过："你只有一个机会创造良好的第一印象，不论好与坏。第一印象往往是很顽固的，它能在最初给人以很大的影响，乃至于长期都不会改变。"因此，为了达成护理的目标，使交谈获得成功，护士在交谈之前应做好充分的准备。

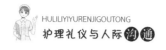
1. 资料准备

交谈之前首先要明确要交谈的对象和交谈的目的，然后确定交谈的主要内容。护士与入院患者进行交谈，要根据患者的病情和入院时间选择交谈的时间和内容。如果有必要，可以列一份交谈提纲，使护患双方的交谈都能集中在同一主题上，也可以避免谈话时漫无边际，以致漏掉必须收集的资料。

2. 护士准备

交谈之前护士要做好形象上与心理上的准备。良好的个人形象能给患者一个良好的第一印象，无形中就能拉近护患双方的距离。护士要衣着得体，举止端庄，态度随和，使患者产生信任感。在某些情况下要求护士上班时必须化淡妆，以显示对患者的尊重。同时还要收集一些有关患者的信息，比如通过询问病例了解患者的现病史、既往史、治疗史及本次入院的原因等，也可以向其他医务人员或患者家属了解一些情况。

3. 患者准备

要考虑到患者的身体状况来设定交谈的时间，尽量排除由于患者本身带来的一些影响因素。交谈前应帮助患者解决口渴、排便及休息等问题。

4. 环境准备

在进行有目的的交谈时，要尽量优化环境，以增进沟通效果。首先要保持环境安静，以免患者的注意力被分散，收音机与电视机等音响要关掉；其次要为患者提供环境上的"隐私性"，门窗关好，必要时要用屏风遮挡；最后，交谈时还要避开治疗和护理的时间。另外，交谈时护士最好关掉手机、谢绝会客等，以达到预期的沟通效果。

（二）启动阶段

交谈的启动是交谈双方形成"第一印象"的关键时期，如果没有启动就不能完成交谈。所以在交谈开始时，可以先使用一些问候语、寒暄语等，以礼貌、热情的态度开始。

1. 启动阶段交谈的作用

通过初步交谈，可以给对方留下良好的第一印象，建立起彼此间的了解和信任；通过初步交谈，能调动对方说话的热情，以便使双方的交谈得以顺利进行并转入主题，通过初步交谈，还可以了解对方的一些基本情况，以便在下一步谈话中不触及对方的忌讳或隐私，从而使交谈更加愉快和顺利；确立谈话的基调，即以什么样的身份、什么样的态度和方式与对方谈话；在比较亲热的问候、寒暄的氛围中，通过初步交谈，可减轻对方的焦虑与紧张。

2. 启动阶段交谈应掌握的基本原则

（1）树立自信心，克服胆怯和害羞心理。

（2）秉持真诚和尊重的态度，创造良好的谈话氛围。

（3）寻找双方都感兴趣的话题，调动双方谈话的积极性。

（4）使用日常生活中的"平常话"是启动阶段交谈的最佳途径。

3. 启动阶段交谈的注意事项

（1）问候语和"平常话"要恰当。在交谈的启动阶段，一般所说的都是一些问候语和"平常话"，比如："好久不见，你好吗？""这儿的天气比您那儿冷多了吧""您穿的这套衣服款式真好，您穿上它真漂亮""您今天气色不错""您看了昨晚的足球赛了吗？"启动阶段的平常话可以是有关对方的兴趣、职业、爱好、时政新闻、日常生活琐事、大家都关心的话题或是赞美对

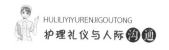

方的话。需要注意，问候语要符合情境习惯，强调与对方的关联性，不可随心所欲、漫无边际。涉及感情、婚姻、收入和个人信仰等隐私的平常话尽量不要问，否则有窥探个人隐私之嫌。如果因护理需要，确实需要对方提供敏感信息时，应事先讲明原因。

（2）态度要温和、自然。温和、自然的态度，关切的方式，有助于取得对方的喜欢和信任，建立一种融洽的关系，是成功谈话的良好开端。

（3）有礼貌地称呼。要根据对方的年龄、性别有礼貌地称呼，这会给人以亲切感，拉近双方的心理距离。

（4）适可而止。启动语言是谈话的开始，只是为了引导对方的谈话，而不能无休止地"启动"下去，否则会影响主题的展开，从而达不到交谈的目的。

（5）调整好关系。交谈双方都期望以一种对等的关系互通信息，高人一等会遭到对方心理上的排斥。

（三）展开阶段

护士运用各种方法启动交谈后，接下来就要考虑如何将交谈全面展开，转入主题。此时，护士要做好各种充分的准备，有知识准备、内容准备和时间安排等。交谈的内容大多涉及疾病、健康、环境、护理等实际问题。

1. 转入主题常用的方法

在交谈启动之后，就需要将话转入主题。下列转入主题的几种常用方法可供借鉴。

（1）因势利导。谈话开始，一般都是互相问候，谈论生活中的一些琐碎小事，但此类内容不能说得太多，太多会使对方觉得乏味。因此在适当的时候，就需将谈话转入正题。这也可以从一些与主题有关的生活小事谈起，以防止交谈对象感到内容来得太突然，然后因势利导，逐渐把交谈引入正题。

（2）暗示。在交谈时，如果出现对方谈话离话题太远的情况，而时间又有限，这时就需要用暗示的方法引导对方回到正题。如简短的插话或展示与正题有关的物品等。

（3）提问。提问可以把对方的思路适时地引导到某个话题上来，同时还能打开场面，避免僵局。提问首先要有所准备，不要提出令对方难以应付的问题，比如超过对方知识水平的技术问题等。也不可询问别人的隐私，如财产、夫妻感情、对方爱人的相貌以及其他公众忌讳的问题。其次，还要注意提问的方式，不可连续发问，这会令对方难以应付。

2. 护士展开交谈应把握的内容

（1）灵活运用各种交谈策略。展开交谈时，须根据实际情况灵活运用各种交谈策略。当对方在诉说时，护士要认真倾听，通过核对表示自己对对方所说问题的关注，对不清楚的地方要采取恰当的提问方式，同时还要给予适时的回应，要能站在对方的角度上理解其感受。护士在给患者进行治疗性操作或护理时要阐述操作的原理、目的、注意事项等。要常鼓励患者积极与病痛做斗争，增强其战胜疾病的信心。在患者悲伤或情绪不佳时可采用沉默的方法使其安静下来。

（2）围绕交谈目标展开交谈。在交谈过程中，护士需要想办法创造和维持和谐、融洽的交谈气氛，围绕中心目标，整理好交谈内容的主次，按照目标引导谈话，让患者无所顾忌地将自己的真实想法和感受和盘托出。另外，护士在交谈过程中还会发现一些新问题，此时应及时地对谈话内容进行适当的调整。可以改变原来的主题，了解一些新的问题，以便及时解决这些问题。患者与护士交谈时，说得最多的是患病的经过、主要的不适，询问目

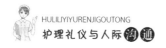

前治疗的效果、需要住院时间的长短，所以要求护士具有良好的应变能力和丰富的经验，能及时巧妙地转换话题，达到交谈的主要目的，获取需要的信息和资料。

（3）有效控制交谈时间。与患者正式交谈，多是为了获取医疗动态信息，往往有明确的交谈目的，比如询问病史、家族史、疾病的特征性症状和体征等，从而为下一步的检查、诊断、治疗收集资料，切忌漫无目的地谈论患者感兴趣的事，而必须紧扣主题、控制交谈时间。

（4）注意交谈的立场：由于交谈的内容是固定的，而交谈又受到时间的限制，所以在与患者交谈过程中，如果处理不好谈话的立场，就容易使患者误解为护士缺乏耐心和同情心。

（5）做好相关记录：是否记录交谈内容是正式交谈与非正式交谈的重要区别之一。这种记录具有真实性，可与病历一同保存，具有法律效力。

（四）结束阶段

在语言交流过程中，如何启动交谈是一种艺术，怎样结束交谈也是一种艺术。实践表明，一个不恰当的谈话结尾给人留下的常是失望和不快，而一个巧妙适宜的结尾给人留下的则是留恋和美好的回忆。为使交谈有一个好的结尾，在结束交谈阶段，应该注意以下几个方面的内容。

1. 把握时机，见好就收

护士与患者的每次谈话，都会有一个很自然的终止点，即双方都感到目的达成、话题说尽之时。恰当地结束交谈，是交谈中不可忽视的最后一步。当双方谈话的中心内容已近尾声时，护士要善于把握时机，及时总结谈话的内容并与患者交换意见，感谢患者的配合和支持，为下次交谈奠定基础。否则无休止地谈论一些与主题无关的问题，会使双方感到疲乏和厌倦，这会冲淡交谈的效果。

2. 言简意赅，重复主题

在交谈结束时，为强调谈话的内容，使双方谈话的主题达成共识，可以把主要内容言简意赅、重点突出地重复一下，切忌太啰嗦，顺利结束交谈。

3. 再次交谈，做好铺垫

在与对方交谈时，有时一次交谈可能无法达到预期效果，在这种情况下，当交谈接近尾声时，可以为再次交谈进一步做一些铺垫工作，可以约定下次交谈的时间、地点和内容等。

4. 正式交谈，做好笔记

正式的护理专业性交谈，比如询问病史、护理评估、治疗性交谈等，在结束交谈后，应及时做好正式笔记。如果需要在交谈中边谈边记，则应向对方做出必要的解释，以免引起对方不必要的紧张。

5. 勿忘询问，客气结束

在谈话结束时不可忘记询问对方是否还有其他什么事等，如问"还有别的什么事吗？"这样既能防止谈话内容遗漏，又能显得友好、亲切和对对方的关心。结束交谈时，还应站起身，讲一些必要的客气话，道别时要认真而诚恳，以建立友谊，彼此留下一个美好的交谈结局，比如："多谢您的帮助""占用您这么多的时间，真是不好意思""给您添麻烦了"。

以上是正式的护理专业性交谈的完整过程。实际上，现实中的交谈过程要比这个过程简单一些，随机性要大一些，往往没有明确的阶段划分，有时甚至可能只有几句话或者是十分简单的问答，内容也非常简单。所以，护士在与对方进行交谈时要灵活应

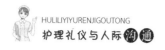

变，不可拘泥于这四个阶段的划分。

二、语言沟通的要求

语言沟通是指可理解的语言信息在两人或两人以上的人群中传递或交换的过程。对于护士来说，整个护理工作都与语言沟通有关。语言是护患双方信息沟通的桥梁，是双方思想感情交流的纽带，语言交流在护患交往中占有最重要的位置。语言交流作为一种表达方式，随着时间、场合、对象的不同，而能表达各种各样的信息和丰富多彩的思想感情。了解语言沟通的各项原则和特点，对护士的工作有很大的帮助。

许多人害怕与人交谈，唯恐自己无话可说，而对别人说的话一个字也听不进，结果反而使得谈话更难以进行。所以在与人交谈时要有自信，不可惊慌失措，同时也要注意倾听，做个忠实的听众。谈话本身包括说和听，不可口若悬河地掌控着整个谈话，要给对方发表意见的机会，也要全神贯注地聆听对方的讲话、不要轻易打断，以示尊重对方。护士只有通过仔细聆听患者的讲话，才能更透彻地了解其病情和要求，才能让患者满意。

如果想参加他人的谈话，应该事先打一声招呼。若别人正在进行个别私下交谈，不可凑上去旁听，那是很不礼貌的。如果有事找正在谈话的人，应站在一旁稍等，让别人把话说完，然后先表示歉意，告知自己要同某位先生或女士讲几句话。如果发现有第三者要参加谈话，应以微笑、点头或握手等表示欢迎。如果谈话过程中有人来找或有急事需要离开，应向双方解释清楚并表示歉意。

（一）语言沟通中的原则要求

交谈的基本原则是尊敬对方和自我谦让，具体要注意以下几个方面。

1. 态度诚恳亲切

说话时双方的态度是决定谈话成功与否的重要因素，因为谈话双方在谈话时始终都相互观察对方的表情和神态，反应极为敏感，所以谈话时一定要给对方一个认真、和蔼、诚恳的感觉。

2. 措辞谦逊文雅

措辞的谦逊文雅体现于两个方面：一是对他人要多用敬语、敬辞；二是对自己则应多用谦语、谦辞。谦语和敬语是一个问题的两个方面，谦辞对内，敬语对外，内谦外敬，则礼仪自行。

3. 态度和气，语言得体

交谈时要亲切自然，充满自信。态度要和气，语言表达要得体。手势不可过多，谈话距离也要适当，内容一般不可涉及不愉快的事情。

4. 语速平稳，语音、语调柔和

交谈时陈述意见的语速要尽量做到平稳中速。一般而言，语音、语调以柔和谈吐为宜。一般问题的阐述应该使用正常的语调，保持能让对方清晰地听见而又不引起反感的高低适中的音量。语言美是心灵美的外在表现，有善心才能有善言。因此要掌握柔言谈吐，首先需加强个人的思想修养和性格锻炼，同时还应注意在遣词造句、语气语调上的一些特殊要求。比如应注意多使用谦辞和敬语，忌用粗鲁污秽的词语；在句式上，应少用否定句，多用肯定句；在用词上，应注意感情色彩，多用褒义词、中性词，而少用贬义词；在语气、语调上，要亲切柔和、诚恳友善，不可以用教训人的口吻或摆出盛气凌人的架势。交谈时要有眼神交接，

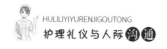
带着真诚的微笑，微笑能增加语言的感染力。

5. 谈话要掌握分寸

在人际交往中，哪些话该说，哪些话不该说，应该怎样说才更有利于达到人际交往的目的，这是在交谈中应特别注意的问题。一般来说，善意、诚恳、赞许、礼貌、谦让的话应该说，且应该多说，恶意、虚伪、贬斥、无礼、强迫的话不应该说，因为这样的话只会造成冲突，破坏已有的关系，伤及双方感情。有些话虽然是出于好意，但如果措辞不当，方式方法不妥，好话也可能引出坏的结果。所以语言交际必须对所说的话进行有效控制，只有掌握说话的分寸才能获得较好的效果。

6. 交谈注意忌讳

一般交谈时应坚持"六不问"的原则。年龄、婚姻、住址、收入、经历、信仰等，都属于个人隐私，在与人交谈时，不可好奇地询问，也不要问及对方的残疾和其他需要保密的问题。在谈话内容上，一般不可涉及疾病、死亡、灾祸等不愉快的事情；不谈论荒谬离奇、耸人听闻、黄色淫秽的事情。与人交谈，还要注意亲疏有度，对"交浅"者不可"言深"，这也是一种交际的艺术。

7. 交谈要注意姿态

交谈时除了要注意语言美、声音美之外，姿态美也很重要。首先应做到双方应互相正视，互相倾听，不可东张西望，左顾右盼。交谈过程中眼睛不可长时间地盯住对方的某一位置，这会令其感到不自在。交谈姿态不可懒散或面带倦容，乃至哈欠连天，也不可做一些不必要的小动作，比如玩指甲、弄衣角、搔脑勺、抠鼻孔等。这些小动作显得委琐、不礼貌，也会令人觉得心不在焉、傲慢无礼。

8. 保持适当的距离

说话通常是为了与别人沟通思想，要达到这一目的，首先必须注意说话的内容，其次也须注意说话时声音的轻重，使对方能够听明白。在说话时必须注意保持与对话者的距离。说话时与人保持适当的距离也并非完全出于考虑对方能否听清自己的说话，另外还有一个怎样才更合乎礼貌的问题。从礼仪上讲，说话时与对方离得过远，会使对话者误认为你不愿向他表示友好和亲近，这显然是失礼的。但如果在过近的距离与人交谈，稍有不慎就可能把唾沫溅在对方的脸上，这是很令人讨厌的。有些人因为有凑近和别人交谈的习惯，也明知别人顾忌被自己的唾沫溅到，于是先知趣地用手掩住自己的口。这样做又形同"交头接耳"，样子难看且不够大方。因此，从礼仪角度讲，一般保持一两个人的距离最为适合。这样既能让对方感到亲切，同时又保持了一定的"社交距离"，在常人的主观感受上，这也是最能令人感到舒适的。

与人保持适当的距离就是控制自己的"界域"。"界域"主要受双方关系状况决定和制约，同时也受到交往内容、交往环境以及不同文化、心理特征、性别差异等因素的影响。美国西北大学人类学教授爱德华·T. 霍乐博乐博士在他的《人体近身学》中提出了广为人知的四个界域：亲密距离、个人距离、社交距离、公众距离。

（1）亲密距离：距离在 0.15m 之内或 0.15～0.46m 之间，是人际交往的最小距离，适于亲朋、夫妻和恋人之间拥抱、接吻，但不适宜在社交场合、大庭广众面前使用。

（2）个人距离：其近段距离在 0.46～0.76m 之间，适合握手、相互交谈；其远段距离在 0.76～1.2m 之间，普遍适用于公开的社交场合，这段距离可使别人自由进入这个交往空间交往。

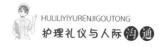

（3）社交距离：主要适用于礼节性或社交性的正式交往。其近段距离为 1.2～2.1m 之间，多用于商务洽谈、接见来访或同事交谈等。远段距离在 2.1～3.6m 之间，适合于同陌生人进行一般性交谈，也适合领导同下属的正式谈话、高级官员的会谈及较重要的贸易谈判。

（4）公众距离：近段距离在 3.6～7.6m 之间，远段距离则在 7.6m 以外，它适合工作报告、演讲等。

9. 及时肯定对方

在谈话过程中，当双方的观点出现类似或基本一致的情况时，谈话者应迅速抓住时机，用溢美的言词肯定这些共同点。赞同、肯定的语言在交谈中往往能产生异乎寻常的积极作用。当交谈一方适时中肯地认同另一方的观点时，会使整个交谈气氛变得活跃起来，陌生的双方从众多差异中开始产生了一致感，进而就十分微妙地拉近了心理距离。当对方赞同或肯定自己的意见和观点时，己方应以动作、语言进行反馈交流。这种有来有往的双向交流，更有利于双方谈话者的感情融洽，从而为达成一致协议奠定良好的基础。

（二）语言沟通中的禁忌要求

（1）切忌在公共场合旁若无人地高声谈笑，或者我行我素地高谈阔论，应顾及周围他人的谈话和思考。

（2）切忌喋喋不休地谈论对方一无所知且毫不感兴趣的事情。

（3）应避开疾病、死亡、灾祸以及其他不愉快的事等话题，以免影响情绪。

（4）不要问过于隐私的问题，比如询问女性的年龄、是否结婚等，这都是很不礼貌的行为。

（5）不要在公开社交场合高声辩论，也不要当面指责，更不可冷嘲热讽。

（6）不要出言不逊、恶语伤人。

（7）切忌在社交场合态度傲慢、夸夸其谈、自以为是、目空一切。

（8）切忌与人谈话时左顾右盼，注意力不集中。

（9）谈话时不要手舞足蹈。

（10）谈话前忌吃洋葱、大蒜等有刺激性气味的食品。

第四节　护理专业性交谈能力的训练

一、在思想上重视交谈礼仪

任何事情要做好就要先重视。对交谈礼仪的学习，除了要学好一般的规则以外，还应广泛了解各国各地的交谈礼仪、姿态所表达的不同的意义。

二、在生活中理论实践结合

将交谈礼仪的理论运用到生活实践中去，而不仅仅是在工作当中。在生活中养成遇事冷静的态度，倾听的习惯，善用文明礼貌、艺术性的语言。

三、在训练中查找不良习惯

每个人都有一些自己察觉不到的不良言谈习惯，找到这些习惯并予以纠正。同学分组模拟不同场景的沟通现场，由老师和其他同学整理出参与沟通同学的不良的语言、行为、表情。

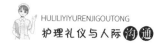

思考：

赵某是一位社区工作护士，要访问张太太和她有唇裂的新生儿。当赵护士到张太太家中时，张太太看起来并不太愿意让赵护士进门或看她的婴儿。

1.护士应具备的沟通技巧有哪些？

2.你认为自己最擅长哪些技巧？在哪些方面还有待提高？

3.如果你是赵护士，你会如何处理？

第五章　护理工作中的治疗性沟通

案例分析：

患者，男性，42岁，本科文化，工程师，身高172cm，体重62kg，因多饮、多食、多尿、乏力、体重下降3个月，在其爱人的陪同下来医院就诊。实验室检查：空腹血糖11.2mmol/L，餐后血糖20mmol/L，尿糖（#），诊断为2型糖尿病，遂入院治疗。入院评估：紧张焦虑面容，有吸烟史，每日20支，20余年。血压180/110mmHg，心电图正常，心脏超声无异常，三酰甘油偏高。二级护理，糖尿病饮食。

分析：

1. 该患者目前有哪些健康需求？是否可以通过治疗性沟通来解决？

2. 治疗性沟通的过程包括哪几期？

3. 假如你是主管护士，面对这位患者你应该如何进行治疗性沟通？

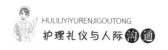

第一节　治疗性沟通概述

治疗性沟通是一般性人际沟通在护理实践中的具体应用，其信息发出者是护士，接收者是患者，要沟通的信息是护理专业范畴的事物。其目的是满足患者的各种需要，对患者身心起到治疗作用，故称为治疗性沟通。

一、治疗性沟通的概念

狭义的治疗性沟通指的是护士在进行治疗和护理操作过程中与患者的沟通，主要目的是让患者配合护士进行某项具体的治疗和护理操作。广义的治疗性沟通指的是通过护患之间的交谈和沟通，能在一定程度上解决患者的生理、心理、社会、精神、环境等健康相关问题。

二、治疗性沟通与一般性沟通的区别

治疗性沟通与一般性沟通在沟通要素上是有明显区别的（如表 5-1 所示）。

表5-1　治疗性沟通与一般性沟通的区别

项目	治疗性沟通	一般性沟通
目的	确定护理问题，进行健康指导	加深了解，增进友谊
地位	以患者为中心	双方平等
场所	医院、家庭、社区等	不限
内容	与健康有关的信息	不限
结果	解决护理问题，促进护患关系	可有可无

三、治疗性沟通的目的及作用

良好的护患沟通可以增进护士对患者的了解，降低误差的发生，降低患者的投诉率。同时，护士也可以通过沟通的方式去识别和满足患者的需求，促进患者康复。

（一）目的

护士通过与患者进行沟通，应达到以下目的。

（1）建立一个互相信任的、开放的良好护患关系，这是有效护理的根本保证。

（2）收集患者的有关资料，提供给患者必要的知识和教育。

（3）观察患者非语言性行为，如兴奋、激动、紧张、急躁、战栗等，以了解患者的情绪和态度。护士也可通过非语言性行为表示对患者的支持，如通过眼神表示倾听患者的叙述，同时面部表情有移情的效果，使患者感到安全与欣慰。

（4）与患者共同讨论确定需要护理的问题。

（5）能与患者合作，制定一个目标明确、行之有效的计划，并通过共同努力达到预期的目标。

（二）作用

治疗性沟通是通过医务人员的话语和行为，对服务对象进行有意识、有计划的影响和帮助。

1. 支持作用

由于沟通内容是事先评估得到的，主要目的是解决患者健康问题。道路目标明确，沟通可以对患者起到很好的支持和帮助作用。

2. 桥梁作用

患者的求医行为和医务人员的行医行为，建立起治疗性沟通

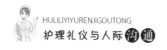

的桥梁。在这种桥梁的作用下，患者得到了实现健康需要的沟通，护士得到了实现职业理想的沟通，护患双方的社会价值和人生价值得以实现。

3. 确定护理方案制定护理方案，需要护患间的沟通。有成效的治疗性沟通，既维护了患者选择护理的权利，又维护了护理方案的行使权。

4. 指导遵医行为

护士按照患者的心愿进行沟通，指导患者的就医行为，充分发挥患者的积极主动性，使其自觉配合治疗和护理。

5. 帮助患者树立战胜疾病的信心

由于疾病的痛苦和难以预料的预后，患者有时候会失去治疗的信心。护士通过有效的治疗性沟通，可以帮助患者重新树立战胜疾病的信心。

四、治疗性沟通的原则

护士对患者实施治疗性沟通，应有明确的目的。沟通时应始终尊重患者，礼貌待之。

（一）目的原则

治疗性沟通是以满足患者需求，促进患者康复为目的的，且有其特定的专业内容。因此，治疗性沟通应围绕交谈的目的进行。

（二）易懂原则

沟通时应根据患者的年龄、职业、文化程度、社会角色等特点，来组织沟通内容，运用不同的沟通方式，使沟通内容通俗易懂，便于患者理解和接受。

（三）尊重原则

沟通过程中，护士应认真倾听患者的意见和建议，考虑他们的感受，尊重他们的选择，不把主观意愿强加给患者。

（四）和谐原则

护士应始终以友善的态度、礼貌的语言与患者及其家属建立良好的护患关系，创造和谐的沟通氛围。

五、影响治疗性沟通的因素

影响治疗性沟通的因素主要来自医护人员和患者两方面。

（一）医护人员因素

医护人员因素是影响治疗性沟通的主要因素。

（1）非技术性因素：①工作责任心不强，服务态度冷淡，语言生硬，让人难以接受。②无同情心，厌烦患者的病体和痛苦呻吟。对患者的痛苦和濒临死亡状态，反应麻木。在行使护理操作时，缺乏必要的解释和说明。②爱病不爱人。个别护士抱有探索心理，把患者视为自己研究探讨的对象，喜欢患者患的病，不喜欢患病的人。

（2）技术性因素：在护理过程中，如果护士因知识匮乏、临床经验不足、缺乏过硬的操作技术而给患者带来不必要的痛苦和麻烦，会造成护患关系紧张和恶化。

（3）管理因素：病房结构不合理，生活设施陈旧，医疗设备落后，环境脏、乱、差，缺乏安全感，等等，不能满足患者对治疗与休养的要求，影响患者对医院和医务人员信任感的建立，使沟通难以顺利进行。

（4）个人因素：①转移话题。当患者集中精力与护士进行沟通，反映自己对疾病真实的感受时，护士随意改变话题，反而对一些无关紧要的内容反应过强。②评判性说教。当患者的话题内容与自己的看法或意见有分歧时，就擅自评判对与错，用说教的

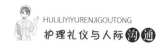

口气指责、埋怨患者。③虚假的安慰，不恰当的保证。④匆忙下结论或提出解决办法，不重视患者的要求，妨碍患者真情流露。

（二）患者因素

（1）患者对护患双方的权利与义务缺乏了解：患者错误地认为交钱就医，得到医务人员的照顾是应该的，片面强调护士的义务，忽略了自己的义务。具体表现如下：①不遵守就医规则，故意违反规章制度，提出不合理要求，一旦受拒或得不到满足时，就表现得十分不满。②不配合护士进行治疗和护理。

（2）对护理效果期望值过高：认为药到病除，对不可避免的药物副作用不能理解，甚至对预后不好的危急重症患者或疑难杂症都不能正视等。

（3）动机不纯：当花费较高或疗效不佳时，产生不良动机，故意制造矛盾，拒付医疗费，制造所谓的医疗纠纷，扰乱正常的医疗护理秩序，这种情况也难实现有效沟通。

第二节　治疗性沟通的基本过程

一、准备与计划阶段

（1）准确掌握患者的姓名、性别、年龄、职业等一般情况，明确本次沟通的目的和期望效果。

（2）翻阅病历，掌握有关患者目前疾病的诊疗情况、辅助检查、护理计划和措施等，必要时向其他医护人员了解本病的有关情况。

（3）拟写沟通提纲，写出准备提出的问题。

（4）做好交谈时的物理环境和社会环境的准备。

二、沟通开始阶段

初步沟通时，给患者一个良好的首次印象，彼此有个简单的了解和信任，可使患者愿意敞开心扉表达自己在患病和治疗过程中的感受，为下一步进行实质性沟通打下良好基础。

（1）有礼貌地称呼对方，做自我介绍，表情自然，态度亲切。

（2）向患者说明治疗所需时间。当患者明白交谈意义时可开始交谈。

（3）了解患者的心情背景。如患者最关心的问题和最急需解决的问题以及患者对这些问题的认识等。

（4）适可而止。初始阶段主要是引导患者开口谈话，创造融洽的氛围，为后续沟通搭桥铺路，不能无休止地启动下去，否则会影响下一阶段主题交谈的展开。

三、沟通进行阶段

这是治疗性沟通的实质阶段，护士应运用语言和非语言沟通技巧，协调好护患关系，使患者主动配合并参与其中。

（一）沟通策略灵活

根据患者实际情况如病情、体力、心理反应等采取不同的沟通策略，适当把握时机和尺度，引导和鼓励患者主动倾诉。护士可运用倾听技巧，认真聆听，全神贯注。重要问题可用核实技巧进一步核实清楚。没听清楚或者患者描述不清楚的问题可用澄清或重复技巧进一步澄清。当患者悲伤、哭泣时可用沉默或抚慰技巧来安慰。总之，用适当的沟通策略，鼓励患者诉说。

（二）主题内容展开

沟通过程中护士首先要想办法创造融洽、和谐的沟通环境。

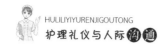
其次护士要将沟通的内容分清主次，调理好沟通程序，按沟通目的引导患者向主题交谈，鼓励患者倾诉。护士应始终把握沟通内容，防止偏离主题。一旦患者要偏离主题，护士应具有良好的应变能力和丰富的经验，及时巧妙地转移话题，但不是故意打断患者的谈话，而是使沟通过程按意愿和原定计划顺利进行，想方设法获取需要的信息和资料。

（三）把握沟通时间

一旦沟通过程展开，护士要有目的地搜集自己所需要的话题内容，与患者正式沟通，如询问病史、症状、体征、诊断、治疗情况等，为下一步检查、诊断、治疗、护理收集资料。沟通时要紧扣主题，而不是漫无边际地谈论。控制沟通时间，使沟通内容与时间相适应，恰到好处。由于沟通内容受时间限制，护士在转移话题时，如果处理不当，患者容易误解，认为护士缺乏耐心和同情心。

（四）记录及时

及时地记录沟通内容，充分体现真实性、实用性，为护理计划提供依据，对于患者的隐私应注意保密。记录与病历同时保存，具有法律效力。

愉快、顺利地结束交谈，建立良好的护患关系，为日后的交流打下基础。当护患双方感到所谈的话题已尽、需要的内容已收集完整、沟通目的已达到、沟通即将结束时，护士应主动征求患者意见，是否结束话题，结束前护士应把与患者交谈的内容准确地做一小结，与患者交换意见或让患者做补充并相约下次交谈的时间和内容，并对患者的配合表示感谢。

在临床工作中，沟通过程比较简单，分工并不明确。因此护士在沟通时要灵活多变，不可太死板。

第三节　治疗性沟通的技巧

一、基本的沟通技巧

除了具有热情、尊重、真诚的态度和多元化的专业素质外，护士还应该强化自身的沟通技巧。美国学者 Egan 在其论著中对医务人员如何做一个巧妙的帮助者提出了基本的沟通技巧。这些基本的沟通技巧包括注意、主动倾听、移情和探究。

（一）注意（专注）

护士与患者沟通时应保持开放的姿势和良好的目光接触，并注意营造轻松的氛围，鼓励患者表达其内心感受。

（二）主动倾听

护士应观察患者的非语言行为，如姿势、表情、动作、音调等，理解患者语言中包含的信息，听出上下文、背景性的东西。人们所传达的内容往往要多于语言和非语言信息的总和。每个人受到居住、生活环境的影响，讲话的内容会带有一定的社会、经济、文化背景。听出对方谈话的来龙去脉很重要，就像人们常说的"听话听音""响鼓不用重槌"，主动倾听要能理解对方讲话中暗含的意思。对方的看法，对他人、自身、世界的情感是真实的，需要人理解，但有些时候他们自身的感知和真实世界是相矛盾的。所以主动倾听还要能察觉矛盾、分歧、不协调的地方。

（三）移情

移情包括护士把对对方经历、行为、感觉的理解翻译成为一种反应，借助这种反应与对方分享那份理解。移情可以帮助护患双方建立相互信任的关系，使护士正确了解患者的需要。为了促进移情，护士应该给自己充足的时间思考，使用简短的反应，使

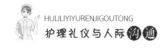
自己的反应适合对方的情况。

（四）探究

护士可通过陈述、感叹和提问等形式探究患者想表达的信息。在探究过程中应注意：不要提问太多问题，不要随意地、无目的地提问，问的问题要服务于目的，提问时要促进对方思考。另外，巧妙地将探究与移情结合使用是明智之举。

二、特殊情况下的沟通技巧

（一）患者发怒时

护士应首先证实患者是否发怒，可问他："看来你很不高兴，是吗？"然后以语言或非语言行为表示对他的理解，可以说"我能理解你的心情"以表示接受他的愤怒。再帮助患者分析发怒的原因，并规劝他去做些其他的活动。有效地对待患者的意见、要求和重视满足他的需要是较好的解决办法。

（二）患者哭泣时

应让他发泄而不要阻止他。哭泣有时是一种健康的反应，最好能与他在僻静的地方待一会，可以轻轻地安抚他，在哭泣停止后运用倾听的技巧鼓励患者说出流泪的原因，吐出心中的不畅。

（三）抑郁的患者

通常这类患者说话较慢，反应少，不主动，不容易进行交谈。护士应以亲切和蔼的态度提出一些简短的问题，并以实际行动使他感到有人关心照顾他。

（四）病情严重的患者

重症患者因其病情危重，在沟通时要注意观察病情变化，时间不宜过长，交谈应言简意赅，应尽量避免与沟通主题无关的谈话。对无意识的患者，可持续用同样的声音说话，或用触摸等方法加强沟通效果。

（五）感觉有缺陷的患者

（1）与视力障碍的患者沟通时，在走进或离开病房时都要告诉患者，并告知你的姓名，及时对发出的声响做出解释，要选择有声语言，避免或减少非语言性信息。

（2）与听力障碍的患者沟通时，讲话时应让患者看到你的脸部和口形，最好选择非语言方式沟通，通过目光、表情、手势、姿势或书面语等来加强信息的传递。

（3）与语言障碍的患者沟通时，因对方无法表达，应尽量使用一些简短的句子，可以用"是"与"不是"或"摇头"与"点头"回答，给对方充分的时间，态度要缓和，不可过急，也可以用文字交流。

总之，沟通对护士来说是一种艺术，护士可以通过治疗性沟通的方法识别和满足患者的需要，沟通能力的培养需要护士不断地在实践中积累经验，逐渐强化。

第四节　特殊患者的治疗性沟通

临床上常见的特殊患者指手术患者、传染病患者、肿瘤患者、临终患者等。这些患者生理、心理问题多，病情较复杂，护理范围广、难度大。护士需要有较全面沟通的知识和技巧，才能达到预期的沟通效果。

一、手术患者的治疗性沟通

手术是一种创伤性治疗，会给患者带来福音，也会带来躯体上的损伤，特别是心理上的创伤。初次手术者更是会紧张、恐惧、

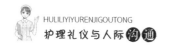

焦虑、失眠等。因此，术前做好心理沟通性治疗，可减轻因手术刺激带来的生理反应和心理反应。

（一）手术前患者的治疗性沟通

1. 手术前患者的心理变化

（1）焦虑、紧张、恐惧：手术患者的共同心理特征是焦虑、恐惧、紧张、不安。担心手术不成功，危及生命和健康，于是吃不下、睡不着、心神不定、焦躁不安。术前的这种恐惧心理如果得不到缓解，将会影响术中的配合和术后的效果，甚至可引起并发症。为此护士要针对患者术前的心理特点做详细的疏导工作。这项工作要做得有礼有节，科学可靠，措辞准确，富有教育、开导作用。

（2）反应程度：不同患者心理反应程度不一样。儿童害怕手术引起疼痛；青壮年害怕手术缺乏安全性、怀疑手术技术水平及疗效、出现并发症、手术后康复不良、影响生理功能等；老年人害怕手术风险及意外；有的患者甚至出现紧张性休克；有的进手术室前紧张过度而发生室上性心动过速，而不得不改期手术。

（3）危害：手术前的这些心理变化均会导致不良后果。过于焦虑、恐惧直接影响手术效果，如手术中出血量增加、术后伤口愈合慢等。心理压力过重、严重恶劣的情绪变化容易引起并发症。

因此，手术前进行合理的心理沟通治疗，减轻患者心理压力，有利于保证手术的安全性，增强手术效果。

2. 手术前患者的治疗性沟通技巧

（1）评估心理需要：对手术患者，护士应事先进行心理评估，耐心听取患者及家属的倾诉与要求，详细了解患者的情况，如一般身体情况、疾病诊断、治疗、手术部位、麻醉方式、患者心理状态、对手术及疼痛的认识程度、对手术成功与预后担心程度等。尤其是患者及家属接受手术的态度、顾虑、要求等。了解到患者的真正需要，给予适当的解释和指导，使患者消除顾虑，减轻压力，勇敢面对手术。

（2）满足患者心理需要：① 及时向患者介绍病情，阐明手术的必要性和重要性，解释手术的安全性和疗效。复杂疑难、危险的大手术，要慎重讨论，反复研究，选最佳方案，让患者与家属放心。② 提供医院手术前准备工作与手术后生活护理信息，解除患者的疑惑和焦虑。随时观察患者家属对信息的理解能力和对手术的决定能力以及焦虑的程度，及时进行信息沟通，纠正误解和疑虑，及时、全面、正确地理解术前各种信息。③ 现身说法，让已经接受手术获得成功治疗的患者或同室病友介绍情况，安排家属和探视者安慰患者，帮助患者消除或减轻术前焦虑、恐惧心理，树立战胜疾病的信心。④ 安慰鼓励，护送患者进入手术室的过程中，注意使用肢体语言，根据患者情况，向患者介绍手术间的布局、设备，以打消患者对手术室的恐惧感及神秘感。进入手术间后，将患者扶到手术床上，轻柔地带有保护性地帮助患者摆麻醉体位，同时向患者介绍正确体位对手术、麻醉及术后并发症产生的重要性，像亲人一样爱护、安抚患者，尽力满足患者的要求。常以亲切、鼓励的话语安慰患者，如"请放心，我在这儿"等。避免使用容易引起刺激的词语，如手术失败、大出血、休克、危险、死亡等。以免给患者带来不安和心理压力，影响手术。

（二）手术后患者的治疗性沟通

手术完毕，并不是治疗的终结，许多病情的变化都发生在术后，关心、重视术后患者的病情，及时发现问题，对保证患者的生命安全是十分重要的。

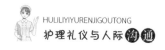

1. 手术后患者的心理变化

（1）焦虑烦躁：手术后伤口疼痛、身体虚弱、不敢咳嗽或深呼吸，有的身体带有引流管使活动受限等。致使患者烦躁不安，焦虑失眠。

（2）患者角色行为强化：因手术后疼痛原因，心理依赖增强，不愿自理，事事希望别人的帮助，不愿意下床活动，导致疼痛时间延长，对刺激耐受性降低。总认为自己是患者，过分依赖别人的照顾，主观上不努力，造成患者角色行为强化。

（3）担忧抑郁：担忧手术不成功，总觉得手术后有不适感，误认为手术失败，产生沮丧心理，怨恨手术医师，甚至导致心理异常、抑郁。

（4）心理缺失：某些手术会造成患者躯体或形象的改变，导致手术后心理问题增多。如截肢而导致患者肢体功能的障碍、女性乳房切除、男性前列腺手术等，均会导致不同程度的功能障碍或不同程度的心理障碍。

2. 手术后患者的治疗性沟通技巧

（1）信息反馈及时：及早向患者反馈手术后信息，如手术大体经过、病灶切除情况，说明效果非常理想等。护士应以和蔼可亲的态度表扬患者战胜恐惧、配合手术，使手术圆满成功，鼓励患者继续发扬这种精神，配合病房护士做好战胜术后痛苦的护理工作等。这样亲切、礼貌的态度对刚刚手术的患者是极大的安慰和鼓励。

（2）帮助解除伤痛：由于手术部位、大小、方法不同，个体差异，疼痛阈值大小、既往经验，主观感觉，对疼痛的耐受性表现程度不一。有的对疼痛比较敏感，表现出难以忍受、痛苦不堪、情绪失控、焦躁，甚至用头撞墙。护理这种剧烈疼痛的患者首先要想办法镇痛，可根据医嘱给予镇痛药，鼓励患者坚强。可指导患者用自我暗示疗法，让患者认识到手术后疼痛是正常现象，每个手术者都会有，疼痛只是暂时的。如果起来活动或咳嗽时应协助患者按压手术部位，以减轻疼痛，防止患者担心伤口撕裂的顾虑。可根据患者的爱好播放音乐、讲幽默笑话、看电视等转移注意力，以消除或减轻患者的疼涌。

（3）加强手术后指导：术后患者适当活动对病情恢复是很重要的，护士应正确地指导手术后患者的活动。如：肺部手术后的患者要多咳嗽、咳痰，以保持呼吸道通畅；腹部手术后的患者要适当活动，预防肠粘连，促进康复；骨科手术后的患者要保持功能位，加强功能锻炼；颈部术后患者要防止大出血，以免影响呼吸，等等。这些工作不仅需要护士的口头嘱咐，还需要在具体操作上给予患者示范指导，协助患者活动，不仅把礼仪关爱之情溢于言表，还应付诸行动，使患者得到切实的礼貌服务。

二、传染病患者的治疗性沟通

传染病患者可通过呼吸道或伤口的分泌、消化道的排泄物、污染的食物及水源等直接或间接地传给他人，影响他人的健康。一旦患者被确定为传染病，不但要饱尝疾病的痛苦折磨，还要与外界进行隔离，拒绝探视，与家人和朋友难以见面，孤独感和自卑感特别强烈，出现复杂的心理反应。

（一）传染病患者的心理需要

1. 孤独自卑

一旦传染病患者被确诊，尤其是被隔离后，由于限制了与外界的接触，自卑、恐惧、孤独心理特别强，自我价值感突然降低，认为自己特别让人烦、令人讨厌，是使人们望而却步的人，连亲

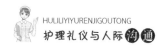

戚、好朋友都故意疏远。尤其是烈性传染病被单独隔离后更是恐惧，认为自己是个瘟神，人人见了都害怕，生命也不会长久，等等。恐惧、孤独、自卑心理融为一体。如"SARS"患者。

2. 隐瞒病情

害怕别人知道自己患了传染病讨厌、歧视自己，想方设法故意隐瞒实际疾病与病情，将重病说成轻病，将传染性轻的疾病说成一般常见病。如将病毒性肝炎说成胆囊炎，将肺结核说成气管炎等。

3. 埋怨自责

患病后产生愤感情绪，总是自责平时不注意、不好意思拒绝已患传染病的亲朋好友，怨恨自己虚荣心太强、好面子，埋怨别人不友好，将疾病传给自己。整天怨天尤人，自认倒霉，情绪失控，迁怒他人，无缘无故发脾气。

（二）与传染病患者的治疗性沟通技巧

1. 提高患者的认识

帮助患者提高对传染病的科学认识，告诉患者传染病在传染期是有传染性的，必须隔离治疗，目的是防止传播和流行。隔离期间患者深感孤独自卑，护士要及时指导隔离期间的生活和治疗，多沟通多关心患者，消除其孤独自卑心理。鼓励患者积极配合治疗，及早解除隔离，恢复正常的生活。

2. 树立战胜疾病的信心

长期慢性传染病患者，病程长、治愈困难，容易遗留后遗症。患者非常关注自己的预后，容易悲观、失望、敏感、多疑、猜测等，四处搜集疾病信息，到处打听治疗方法。护士应针对患者这种心理状态，及时提供患者的病情信息、治疗方案及治疗效果，消除患者的不安心理。

3. 消除心理创伤

对隐瞒患病实情者要及时给予心理指导，告诉患者无须隐瞒疾病情况，患病是实情，不遂人所愿，但只是暂时而已，应面对现实，待疾病康复，解除隔离，没有传染性时，像正常人一样上班、生活，众人也不会躲避。对埋怨自责的患者，要及时进行教育，指导患者不要自责、埋怨。患病是多种原因导致的，并非某人某事引起。多数是因为自身抵抗力下降、免疫力低下，环境有传染源，通过不同途径传播。一旦患上也不能认为自己倒霉，只要明确诊断，就现在的医疗技术而言，多数传染病还是能治愈的，只要配合治疗和护理，很快会康复的。

三、肿瘤患者的治疗性沟通

肿瘤患者，特别是恶性肿瘤患者，其心理是非常复杂的，有的悲观、有的期盼、有的幻想、有的观望等。他们共有的心理是期望病因能消除，身体恢复健康或延长生命。护士首先需要掌握他们复杂的心理，然后根据不同的心理需求，进行有针对性的心理护理才能奏效。

（一）肿瘤患者的心理需要

1. 发现阶段的幻想心理

恶性肿瘤的发现往往是在正常查体或没注意的情况下偶尔发现，患者往往一下子就得了，从心理上难以接受，表现为惊讶、焦虑、恐惧、幻想、否认、矛盾等，非常复杂。患者往往四处求医、多方奔波，在多家医院、医师之间进行检查、诊断、求证，希望是误诊，幻想是良性肿瘤，不会给生命带来危害。这个阶段患者的心理还不怎么害怕，因还没有确诊，还幻想着奇迹的出现，对生命抱有很大希望。

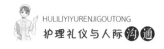

2. 确诊阶段的复杂心理

这一阶段恶性肿瘤患者，会出现以下不同阶段的心理反应。

（1）震惊、恐惧：恶性肿瘤的确诊，患者首先是感到震惊，感觉被判了死刑，脑子一片空白，不敢多想。尔后是恐惧，一是怕生命如此脆弱、短暂，不堪一击；二是将要面临肿瘤的痛苦，不敢想象其结局，也不愿意想下去。

（2）怀疑、否认：当患者震惊、激动阶段过后，平静下来认真思考，开始怀疑诊断的准确性。于是想极力否定其诊断。这一阶段，患者的否认心理实际是一种自我防卫反应，可预防患者因恶性肿瘤诊断对自己身心造成的紧张和痛苦，实际这种心理反应对患者来说是一种保护措施，有的患者甚至到死亡之前还是这种否认心理。在这种状态下，患者时而紧张、坐卧不宁，时而平静、木呆、不知所措。

（3）愤怒、自卑：多处、多次的医疗诊断，加之自己某些症状和体征的逐渐出现，许多事实证明患病已是事实，不可否认。于是患者变得非常愤怒，爱发火，对人对事均不满，有攻击性行为，如谩骂、摔东西。情绪失控时易伤人，安静时悲伤、沮丧、绝望、轻生等，体力消耗殆尽。

（4）适应、接受：经过一段时间的痛苦挣扎，情绪慢慢平静下来。患者不得不痛苦地接受现实，逐渐适应。表现为痛苦、抑郁、哭泣，悲伤。这种情绪可伴随整个病程。

3. 治疗阶段的痛苦心理

在这一阶段患者的心理处于痛苦时期，既要接受手术带来的创伤与痛苦，又要承受化疗与放疗带来的痛苦。手术前的心理压力、手术后的结果均会给患者带来不同的心理感受。手术结果良好者心理压力会减轻，否则更加沉重。化疗与放疗带来的不良反应及副作用，如恶心、呕吐、脱发、疼痛等都会增加患者的痛苦。

（二）肿瘤患者的治疗性沟通技巧

1. 发现阶段

患者处于幻想期，希望不被确诊，这种想法对患者来说只有好处，没有坏处。护士最好不要揭穿患者的这种保护性心理。鼓励患者及早明确诊断，为早期治疗赢得时间。要教育患者正确对待，保持良好心态，积极治疗，癌症是可以治疗的，有的可以治愈，即使不能痊愈也可延长生命。只要心理坚强，肿瘤疾病是不可怕的，护士应帮助患者尽快树立战胜疾病的信心，重新燃起生命的希望。

2. 确诊阶段

恶性肿瘤已被确诊，医护人员及家属均担心患者知道真相后，会受不了打击，而悲伤、痛苦、自杀等，对生活失去信心。确诊后如何告诉患者是医护人员与家属面临的难题。能否告诉患者，要根据患者对癌症诊断的认识程度而决定。对能接受诊断的患者，可进行癌症知识教育，为患者做好充分的调适和心理准备，然后选个适当的时间、地点，慎重地告诉患者并指导患者明确诊断，为治疗争取更多的时间，否则耽误病情及治疗。对心理脆弱、难以接受诊断的患者，不能盲目地将诊断结果告诉患者，必要时征求家属的意见是否告诉患者真相。如果不告诉患者真实诊断，护士要与患者家人共同商量用统一的口径，统一陈述内容告诉患者，否则容易引起患者的怀疑。让患者在不知情的情况下接受治疗，也是一种保护措施。

3. 治疗阶段

要加强心理疏导，特别是进行手术、化疗与放疗的患者，护士应该提前进行教育，做好心理指导。如患者手术前的准备、手

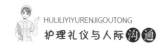

术中配合、手术后注意事项等。让患者在接受手术前就有充分的心理准备。对进行化疗、放疗的患者，可提前告诉患者治疗后恶心、呕吐的不良反应，现在的药物控制恶心与呕吐效果很好，不适感会减轻。如果有脱发者可准备好假发。总之，不能让癌症患者过于痛苦、悲伤，减轻患者的痛苦是护士的责任，应教育患者更加珍惜有限的生命，生活得更加幸福。

四、临终患者的治疗性沟通

临终是人生命活动的最后阶段，人生旅途的最后一站。一旦患者知道自己生命即将结束，心理变化极其复杂，难以表述。对临终患者的心理变化最有权威、有影响力的是美国医学博士伊丽莎白·库勃勒·罗斯提出的五期学说。另外还有其他心理需要，如维护自身权利的需要、了解自身疾病状况的需要、关怀与慰藉的需要等。

（一）临终患者的心理需要

1. 五期心理变化

（1）否认与隔离期：患者一旦知道面临死亡，第一反应是"不可能是我，这不是真的，肯定是医师弄错了"，患者极力否定、拒绝接受事实。此时，患者还会把自己与周围隔离起来，不想见外人，逃避现实。

（2）愤怒期：患者得知病情和预后，"否认"无法再坚持下去，噩运在捉弄自己，表现出极大的愤怒——"为什么要我死，而不是别人？""为什么我现在会死？这不公平"，气愤难忍，难以控制情绪，甚至迁怒别人。

（3）协议期：随着病情的进展，愤怒心理消失，死亡难以避免，只好承认和接受事实，不再怨天尤人。期待医师护士能妙手回春，"只要能使自己起死回生，要我干什么都可以，吃再大的苦，受再大的罪我都能承受"。患者变得和善，努力配合治疗与护理，对存活抱有极大的希望。

（4）抑郁期：身体状况日趋恶化，认识到治疗与挣扎均已无望，死亡不可避免，讨价还价也无济于事，深感将失去一切，"我是不行了，听天由命吧，不会有什么希望了"。陷于意志消沉、忧郁、焦虑、叹息、退缩、沮丧、自杀等伤感之中。这一时期患者忍受最大痛苦，体验准备后事的悲哀，要求见亲人、朋友、交代后事，立遗嘱，告别亲人，希望自己喜爱的人陪伴。

（5）接受期：心理挣扎的最后期，患者变得平静，认为自己已经完成了人生的一切，没有什么遗憾和牵挂，不再悲伤和恐惧，安静独处、安详、少言寡语，不愿再见任何人，静静等待死亡。

2. 其他心理需要

（1）维护自身权利的需要：如要求尊重和保留其生活方式和习惯的权利，参与治疗与护理方案制定的权利，知情权、拒绝权，等等。

（2）了解自身疾病状况的需要：想知道自己疾病信息、手术成功率、必要的检查结果、预后等。

（3）关怀与慰藉的需要：希望亲人陪伴、单位同事领导、亲戚、朋友来探望、医护人员的悉心照护等。

（二）临终患者的治疗性沟通技巧

1. 临终心理调适

护士首先评估临终患者心理反应处于哪一期，根据分期进行相应的护理。

（1）否认与隔离期：否认临终真相的心理，其实对患者起保护作用，所以不要急于告诉患者真相，可以循序渐进，慢慢诱导，

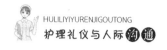

让患者有心理准备。护士与家属共同商讨告知方法及技巧，选择合适的时机和地点，使患者容易接受的方式告知。

（2）愤怒期：当患者愤怒发泄时，护士不阻止、不劝说、不躲避，可提供合适的时间与空间，任其发泄，并注意倾听，以保护患者自尊、满足心理需求。事后多陪伴患者，给予关心、疏导、安慰等。

（3）协议期：尽量满足患者合理要求，实现最终愿望，给予真诚的关心与照顾，鼓励患者说出真实感受，尊重患者风俗习惯和信仰。

（4）抑郁期：是患者痛苦的一期，护士应多陪伴，按患者意愿安排亲朋好友见面、亲人陪伴，协助患者立遗嘱、处理后事，尽量满足其需要。

（5）接受期：尊重患者最后要求，让其安静独处，保持室内安静、明亮、安全、舒适，防止外界干扰，帮助患者了却心愿，不留遗憾。

2. 满足其他心理需要

（1）满足自身权利的需要：如满足患者尊重的权利，保留其生活方式和习惯，鼓励参与治疗与护理方案制定；满足患者知情同意权、拒绝选择权等。

（2）满足疾病信息的需要：及时告诉患者疾病信息、手术成功率、必要的检查结果、预后情况等。

（3）满足关怀与慰藉的需要：想办法解除患者内心和肉体上的痛苦，允许亲人陪伴、单位同事领导探望，医护人员要真诚相待，悉心照护。

思考：

1. 简述治疗性沟通的概念和目的。

2. 治疗性沟通的实施步骤有哪些？

3. 肿瘤患者有何心理特点？沟通时应注意哪些沟通技巧？

4. 作为一名护士在护理工作中应如何与临终患者进行沟通？

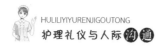

参考文献

[1] 陈芬. 护理礼仪与人际沟通 [M]. 南京：东南大学出版社，2009.

[2] 耿洁. 护理礼仪 [M]. 北京：人民卫生出版社，2008.

[3] 黄建萍. 临床护理礼仪 [M]. 北京：人民军医出版社，2008.

[4] 刘阳. 护理礼仪与人际沟通 [M]. 北京；人民卫生出版社，2009.

[5] 刘佳英. 护理礼仪 [M]. 北京：人民卫生出版社，2008.

[6] 刘校英，邵国琼. 护士应聘面试通关 [M]. 长沙：湖南科学技术出版社，2009.

[7] 李晓玲. 护理人际沟通与礼仪 [M]. 北京；高等教育出版社，2010.

[8] 马如哑. 人际沟通 [M]. 北京：人民卫生出版社，2008.

[9] 毛春燕. 护理礼仪与人际沟通 [M]. 北京：中国中医药出版社，2013.

[10] 史瑞芬. 护理人际学 [M].3 版. 北京：人民军医出版社，2009.

[11]王臣平.护理人际沟通[M].长沙：中南大学出版社，2011.

[12]王凤荣.社交礼仪与人际沟通[M].北京：北京大学医学出版社，2013.

[13]汪洪杰.人际沟通[M].郑州：郑州大学出版社，2008.

[14]周春美.护理人际沟通[M].北京：人民卫生出版社，2011.

[15]张书全.人际沟通[M].北京；人民卫生出版社，2008.

[16]张欣.护理礼仪与人际沟通[M].郑州：河南科学技术出版社，2008.